F. W. Tischendorf

Blickdiagnostik

CompactAtlas

Blickdiagnostik
CompactAtlas

F. W. Tischendorf

Mit 286 mehrfarbigen und
3 einfarbigen Abbildungen

Schattauer

Anschrift des Autors:
Priv.-Doz. Dr. F. W. Tischendorf
Ltd. Arzt am Bernhard-Nocht-Institut für Tropenmedizin
Bernhard-Nocht-Straße 74
D-20359 Hamburg

Die Deutsche Bibliothek – CIP-Einheitsaufnahme

Tischendorf, Frank W.:
Blickdiagnostik : CompactAtlas / F. W. Tischendorf. –
Stuttgart : Schattauer, 1995
ISBN 3-7945-1562-5

Printed in Germany
Umschlaggestaltung: Bernd Burkart
Satz, Druck und Einband: Mayr Miesbach, Druckerei und Verlag GmbH,
Am Windfeld 15, D-83714 Miesbach, Germany
Gedruckt auf chlor- und säurefrei gebleichtem Papier.

ISBN 3-7945-1562-5

Vorwort

Über den Fortschritten medizinisch-technischer Methodik droht die genaue Krankenbeobachtung vernachlässigt zu werden. Die in der Diagnostik eingesetzten Methoden der angewandten Grundlagenforschung sind zwangsläufig einer raschen Wandlung unterworfen, die wahrscheinlich auch viele der heute gültigen Vorstellungen über Nosologie, Pathogenese und Ätiologie mancher Erkrankungen erfaßt. Was sich der einfachen, aber aufmerksamen Krankenbeobachtung erschließt, ist im wesentlichen schon vor 150 Jahren gültig gewesen und wird auch in Zukunft seine Gültigkeit behalten.

Die Beobachtung des Kranken und seiner vielfältigen, häufig schon auf den ersten **Blick** erkennbaren Veränderungen des äußeren Erscheinungsbildes wird den Erfahrenen oft bereits auf die richtige Diagnose hinlenken und es ihm ermöglichen, die zur endgültigen Klärung notwendigen Untersuchungen wesentlich gezielter und den Kranken weniger belastend einzusetzen. Die **Blickdiagnostik** ist zusammen mit der Anamnese die nährende Wurzel der sich in viele neue Einzelzweige auffächernden inneren Medizin.

Das Bild steht in diesem CompactAtlas im Vordergrund, der Text ist knapp gehalten. Als praktischer Leitfaden soll der Atlas helfen, das Wissen der im Heilberuf Tätigen zu vertiefen. Denn die richtige Diagnose ist Grundlage der Therapie.

Die ungeheure Fülle an blickdiagnostischen Phänomenen, wie sie in der 5. Auflage unseres Atlasses »Der diagnostische Blick« dokumentiert ist, verlangte nach einer Sichtung und Straffung. Ich bin daher dem Schattauer-Verlag, und hier besonders den Herren D. Bergemann und Dr. med. W. Bertram, für ihre Anregung, den »Diagnostischen Blick« nun als CompactAtlas einem noch breiteren Leserkreis zugänglich zu machen, zu Dank verpflichtet. Meiner Assistentin, Frau Maren Lintzel, danke ich für ihre sorgfältige und ideenreiche Hilfe bei den Manuskriptarbeiten.

Ich widme diese Monographie meinem kanadischen Kollegen und Freund, Professor Waldemar Pruzanski, der wie kaum ein anderer in seiner Person klinische Erfahrung und labormedizinische Kenntnis in idealer Weise zu vereinen vermag.

Hamburg, im Oktober 1994 — Frank W. Tischendorf

Inhaltsverzeichnis

Einleitung

Die Untersuchung des Patienten, die Erhebung der Anamnese und die Verlaufsbeobachtung sind Voraussetzung für die richtige Diagnosestellung. Die Art der Erkrankung kann manchmal schon intuitiv erkannt werden, wenn der Untersuchende über die nötigen Fachkenntnisse und eine nicht vorgefaßte Urteilsbildung verfügt. Die Kenntnis der differentialdiagnostischen Bedeutung einzelner Leitsymptome muß berücksichtigen, daß gleiche Symptome bei unterschiedlichen Krankheiten vorkommen können. Eine Krankheitsentität bzw. ein Syndrom ist gegebenenfalls schon anzunehmen, wenn von einer Mehrzahl definierter Zeichen eines oder einige faßbar sind, ist doch das typische Krankheitsbild bei vielen Krankheiten die Ausnahme. In Einzelfällen kann jedoch schon bei einem einzelnen Symptom mit Sicherheit auf eine bestimmte Krankheit geschlossen werden.

Die Kenntnis der Altersdisposition, der Häufigkeit von Krankheiten, des Einflusses des Geschlechts, der Rasse und der Vererbung sowie der geographischen Verteilung von Krankheiten und der Beruf des Patienten sind für die Diagnosestellung von großer Bedeutung.

Am Beispiel der Masern wird klar, daß manche akuten Infektionskrankheiten beim Erwachsenen seltener beobachtet werden, da die Durchseuchung fast immer bereits im Kindesalter stattfindet, und daß eine genaue Medikamentenanamnese wichtig ist, um ein morbilliformes Exanthem ursächlich bewerten zu können.

Krankheiten umfassen allerdings nicht nur Veränderungen des körperlichen, organischen Zustands und funktionelle Störungen, sondern auch Veränderungen im seelischen Bereich, aus denen – wie bei den funktionellen – organischen Schäden entstehen können. Diese sollen jedoch nicht Gegenstand der nachfolgenden Abhandlung sein.

Änderung der Hautfarbe

Anämie, Pseudoanämie

Die diagnostische Bedeutung der blassen Hautfarbe sollte immer in Verbindung mit der Inspektion der Schleimhäute beurteilt werden. Die Farbe der Schleimhäute und Augenbindehäute ergeben meist einen Maßstab für den Schweregrad der Anämie. Bei den auf **Abb. 1** gezeigten **extrem blassen bulbären Bindehäuten** und **Lippen** einer Patientin mit chronischer hämolytischer Anämie liegt zweifelsfrei eine **schwere Anämie** vor. Die Skleren zeigen eine auffallend weißliche Farbe mit bläulichem Unterton. Sie sind nicht ikterisch, da der Serumbilirubinwert < 2 mg% beträgt. Bei Inspektion weist auch die Innenseite der Lippen eine starke Blässe auf.

Die Hautfarbe ist wesentlich von der Hautdurchblutung beeinflußt. Beim chronischen Nierenkranken hängt sie nicht nur von Hb-Wert, sondern auch vom Ausmaß der peripheren Vasokonstriktion und des Hautödems ab (vgl. S. 10 u. S. 100). Andererseits finden wir z.B. bei akuter diffuser Glomerulonephritis (blasser Hochdruck) neben dem Ödem die durch einen weißlich-fahlen Farbton ausgezeichnete und auf die Schleimhautpartien ausgedehnte Blässe, ohne daß eine stärker ausgeprägte Anämie bestünde. Mangelhafte Blutversorgung der peripheren Gefäßbezirke mit **weißlich-fahler Blässe** des Gesichtes und anderer Bereiche des sichtbaren Integuments – ohne Vorliegen einer Anämie – kann Ausdruck eines Aortenklappenfehlers sein **(Aorteninsuffizienz, Abb. 2).**

Bei Patienten mit **Myxödem** (**Abb. 3, Abb. 227,** S. 125, u. **Abb. 254,** S. 139) verhindert die myxödematöse Schwellung von Haut und Unterhautfettgewebe ein Durchschimmern der Gefäße und bewirkt dadurch im wesentlichen das blasse Aussehen. Die Farbe der stark vergrößerten Zunge weist hier auf das **Fehlen einer Anämie** hin. Die Haut bietet – wie z.B. auch bei Patienten mit Hypogonadismus (vgl. **Abb. 264** u. **266,** S. 145) – lediglich den Aspekt einer Anämie (Pseudoanämie). Bei der auf **Abb. 4** wiedergegebenen **schmutzig-grauen Hautpigmentierung** liegt ebenfalls keine Anämie vor; die gute Durchblutung der Bindehäute steht in scheinbarem Widerspruch zur »blaß«-grauen Farbe der Gesichtshaut. Es handelt sich um einen Patienten mit **Argyrose** (Zustand nach Abusus silberhaltiger Rachendesinfizienzien).

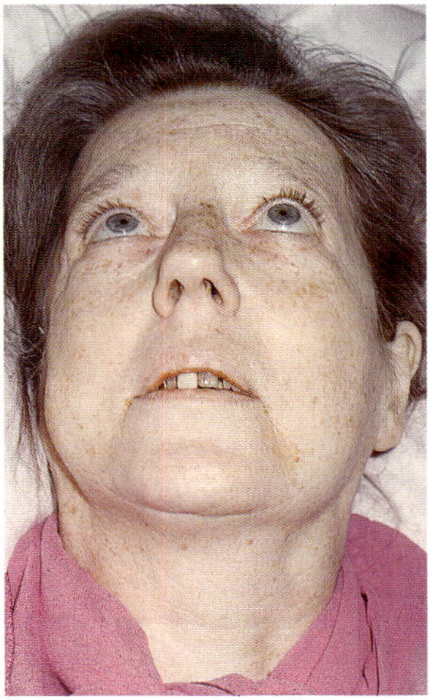

1

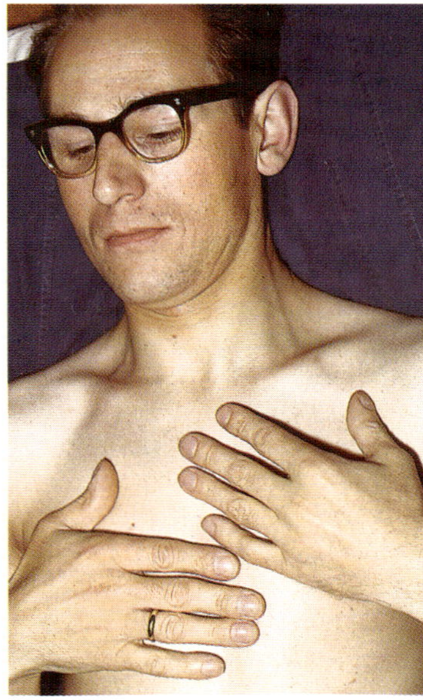

2

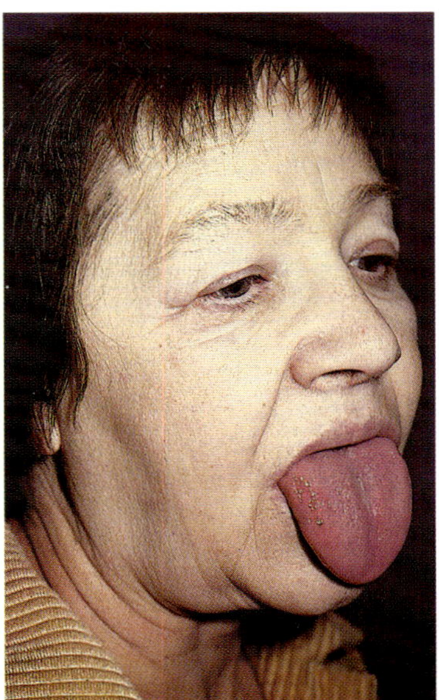

3

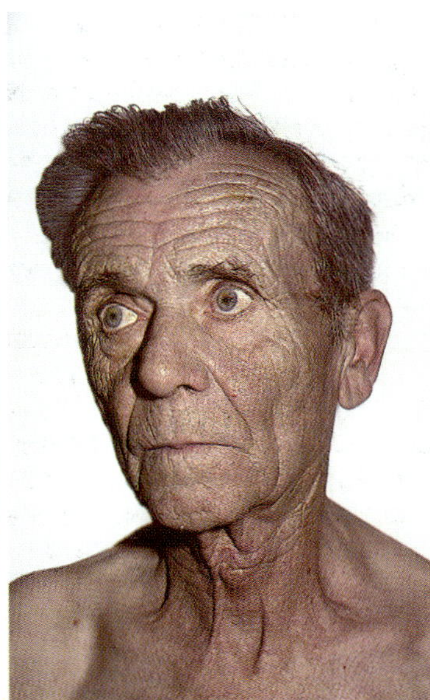

4

Blasse und blaß-gelbliche Hautfarbe

Eisenmangelanämie, perniziöse Anämie

Die Anamnese bei der sich mehr schleichend entwickelnden Blutarmut, z.B. infolge chronischer immunhämolytischer, perniziöser, sideropenischer oder sideroachrestischer Anämie oder chronisch rezidivierender kleiner Blutverluste bei z.B. Darmpolyposis, reicht relativ weit zurück. Der Organismus adaptiert sich langsam an die Anämie, so daß die Patienten nicht selten noch mit einem Hb-Gehalt von 4–5 g/dl zu Fuß den Arzt aufsuchen.

Die auf **Abb. 5–7** gezeigten klinischen Veränderungen erlauben die **Verdachtsdiagnose »Eisenmangelanämie«**, die als essentielle hypochrome Eisenmangelanämie vorwiegend bei Frauen zwischen dem 30. und 40. Lebensjahr oder infolge Eisenverlustes bei Uterusblutung vor der Menopause, gastrointestinalen Blutungen, Hiatushernie, blutendem Kolondivertikel oder M. Rendu-Osler (vgl. S. 60) auftritt. Eine charakteristische Veränderung bei Eisenmangel ist die **atrophische Zungenschleimhaut** (**Abb. 5,** Blutungsanämie bei Magenkarzinom), die im Rahmen der gestörten Gewebstrophik auch bei **perniziöser Anämie (Abb. 8)** vorkommt. Weitere Zeichen trophischer Störung im Sinne des sog. Plummer-Vinson-Syndroms sind Trockenheit und Sprödigkeit der Haut und Haare, Stomatitis und Glossitis mit Schluckbeschwerden, **Mundwinkelrhagaden** (Perlèches, **Abb. 6 u. 8**) sowie brüchige und dünne, z.T. **abgeplattete** oder gar **löffelartig** eingebogene Nägel **(Koilonychie, Abb. 7).**

Die meisten dieser Symptome finden sich auch bei der auf Vitamin-B_{12}-Mangel beruhenden **perniziösen Anämie.** Bei der Untersuchung fällt die hochgradige Blässe mit dem mehr oder weniger ausgeprägten **strohgelben Hautkolorit (Abb. 8)** auf. Im Vordergrund der Beschwerden stehen ein brennendes Gefühl in der Magengegend, Zungenbrennen, Dysphagie, Parästhesien in Zehen, Fingern und Zunge und später Gangstörungen als Folge einer Störung der Tiefensensibilität mit spinaler und zerebellarer Ataxie (funikuläre Myelose). Ikterisches Hautkolorit finden wir auch bei akuten Schüben hereditärer korpuskulärer hämolytischer Anämien wie Kugelzellikterus, Elliptozytose, Thalassämien und Sichelzellanämie.

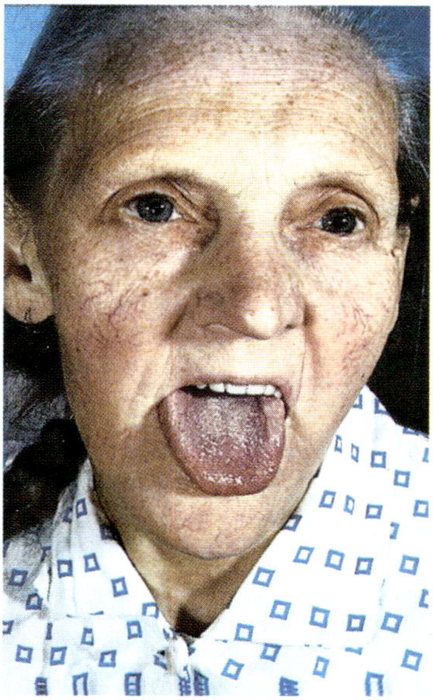

5

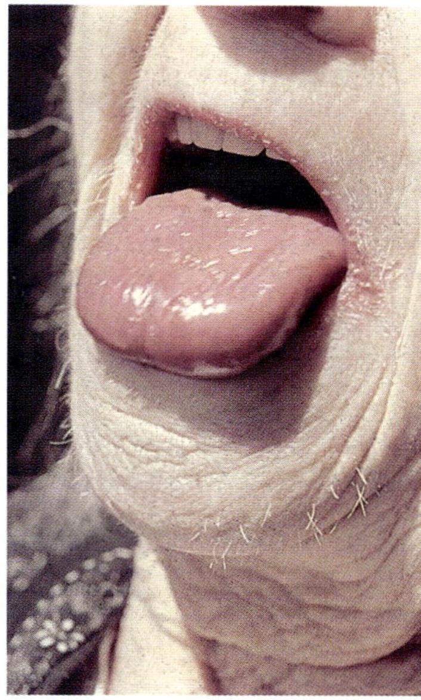

6

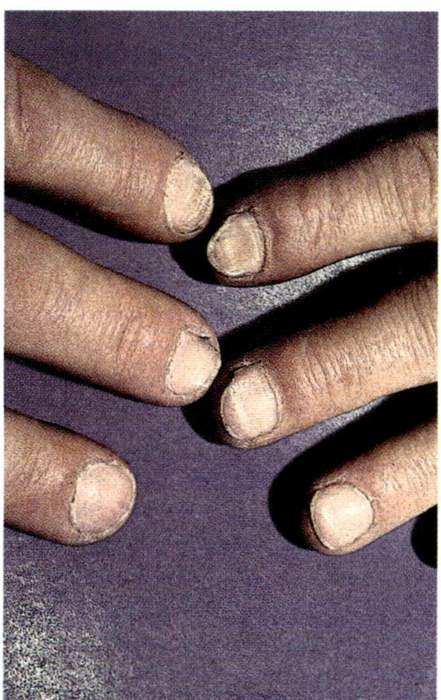

7

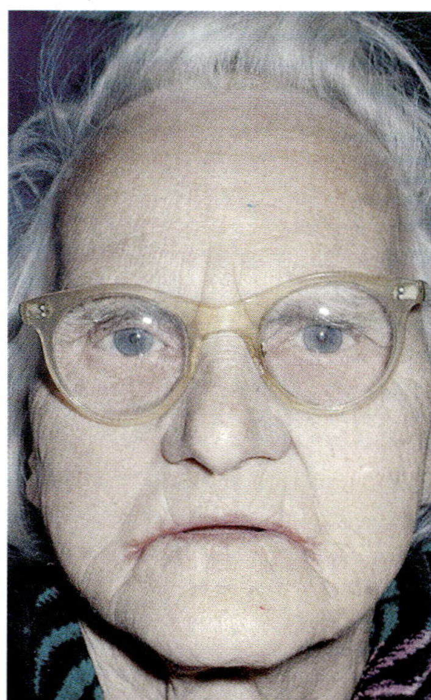

8

Depigmentierte Haut

Albinismus, Vitiligo, Pityriasis

Im folgenden sind Pigmentverschiebungen bzw. Depigmentierungen des Hautorgans und seiner Anhänge zusammengestellt (Melaninpigmentanomalien). **Abbildung 9** zeigt einen Negerjungen mit einer Schwachform des Albinismus (sog. **Albinoidismus**), der sich in den ersten Lebensmonaten kaum vom kompletten Albinismus unterschied. Später wurden die anfänglich weißen Haare gelblich, und es trat eine gewisse Nachpigmentierung ein. Die Irispigmentation nahm zu; Nystagmus und Photophobie sind weniger ausgeprägt als bei der kompletten Form.

Die **Vitiligo (Abb. 10),** eine erworbene **primäre Leukopathie,** bei der ein Verschwinden der Melanozyten in meist umschriebenen Hautbezirken mit symmetrischer Manifestation kennzeichnend ist, findet sich bei weniger als 1% der Bevölkerung. Meist an den Händen und perianogenital beginnend, zeichnen sich die scharfbegrenzten Areale durch eine oftmals bestehende Hyperpigmentierung ihrer Randbezirke aus. Sie kann auf eine Körperregion beschränkt, disseminiert über den ganzen Körper oder, selten, generalisiert vorkommen. Man beobachtet ihre Assoziation mit Autoimmunkrankheiten wie pernizöse Anämie, Basedow-Hyperthyreose, Myxödem, Hashimoto-Thyreoiditis und Kollagen-Krankheiten.

Differentialdiagnostisch ist die Hefepilzinfektion **Pityriasis versicolor (Abb. 11)** auszuschließen, aber auch an Depigmentierungen bei Lues II (Leucoderma syphiliticum) sowie bei Onchozerkose und tuberkuloider Lepra zu denken. Bei **Abb. 11** handelt es sich um eine **Pityriasis versicolor alba,** eine Dermatomykose, die bevorzugt Personen mit erhöhter Schwitzneigung befällt, so z.B. bei Tuberkulose, vegetativer Dystonie und Adipositas. Bei dunkler und sonnengebräunter Haut erscheinen die Herde infolge geringerer Hautbräunung (Filterwirkung der durch Kratzen sich lockernden, feinen weißen Schuppen, Störung der Melaninsynthese) heller als die gesunde Haut. Befallen sind fast ausschließlich der **Stamm** und die **proximalen Extremitäten.** Differentialdiagnostisch sind ein seborrhoisches Ekzematid, die Pityriasis rosea und – bei bestimmter Lokalisation – das Erythrasma, die Psoriasis inversa und die Vitiligo auszuschließen.

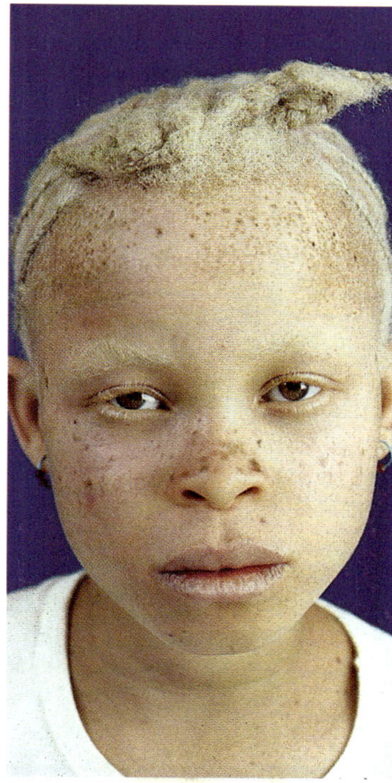

9

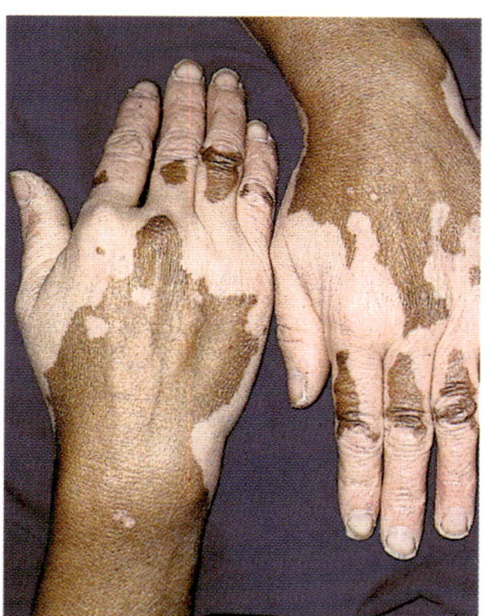

10

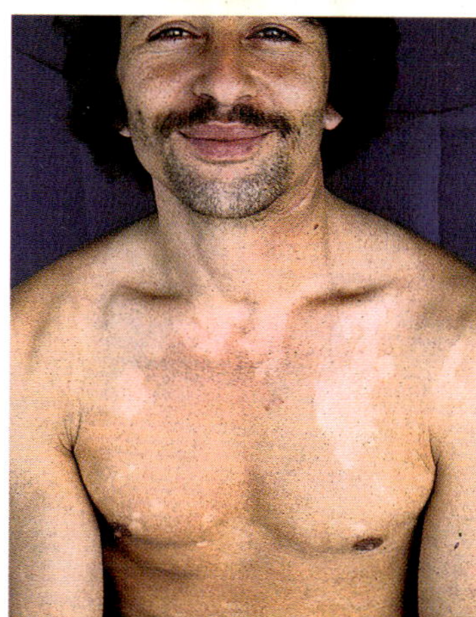

11

Pigmentierte Haut

M. Addison; Stauungsdermatose

Wenn eine generalisierte Bräune nicht auf eine konstitutionelle Eigentümlichkeit zurückgeführt werden kann, muß bei starker Adynamie und reduziertem Allgemeinzustand eine primäre Nebennierenrindeninsuffizienz, ein M. Addison in Betracht gezogen werden. An die Schwermetallablagerung (Arsenmelanose, Hämochromatose, Argyrose), die chronische Nephritis (vgl. S. 10), chloasmaartige Pigmentierungen (S. 10) und die Porphyrie (S. 156) sollte gedacht werden. Ursachen für **hormonale Melanosen** stellen die erhöhte Sekretion von Hypophysenhormonen wie ACTH und MSH (M. Addison), die vermehrte Produktion (Schwangerschaft) und die therapeutische Verabreichung von Östrogenen dar. Bei der sekundären Nebennierenrindeninsuffizienz im Rahmen eines Panhypopituitarismus findet sich dagegen ein alabasterfarbenes (hypopigmentiertes) Hautkolorit (vgl. S. 144).

Die Pigmentierung bei der **primären Nebennierenrindeninsuffizienz** ist schmutzig-braun; es ist die **gesamte** Haut verfärbt, aber die **sonnenexponierten Stellen** sind deutlich dunkler **(Abb. 13).** Die Nägel erscheinen hell, allerdings nicht immer porzellanweiß wie bei der Leberzirrhose (vgl. S. 14). Beim Addison-Kranken treten die pigmentierten Ablagerungen außer im Bereich der **Handlinien (Abb. 12)** besonders deutlich in der Umgebung der **Mamillen (Abb. 13)** und anogenital hervor. Das kontrastreiche helle Augenweiß erlaubt eine Unterscheidung zur Bronzefarbe eines ikterischen Patienten zu treffen. **Diskrete Pigmentflecke** können gleichzeitig an der Mundschleimhaut und den Lippen vorhanden sein **(Abb. 14).** Bei Metallen findet sich zusätzlich oder ausschließlich ein dunkler Zahnfleischsaum. Bei der Hämochromatose handelt es sich um synchrone Hämosiderin- und Melaninablagerungen.

Umschriebene Hämosiderinablagerungen im **Unterschenkelbereich** mit bevorzugtem Sitz in der Knöchelregion, die darüber hinaus mit einer **Dermatosklerose** einhergehen, weisen auf eine extrafasziale Veneninsuffizienz hin. Sekundär zur Hautatrophiebildung (sog. Siderosklerose) entsteht eine verstärkte **Melaninbildung (Abb. 15).** Aus kleinen Defekten im Zentrum der Veränderungen entstehen siderosklerotische Ulzera (vgl. auch S. 68).

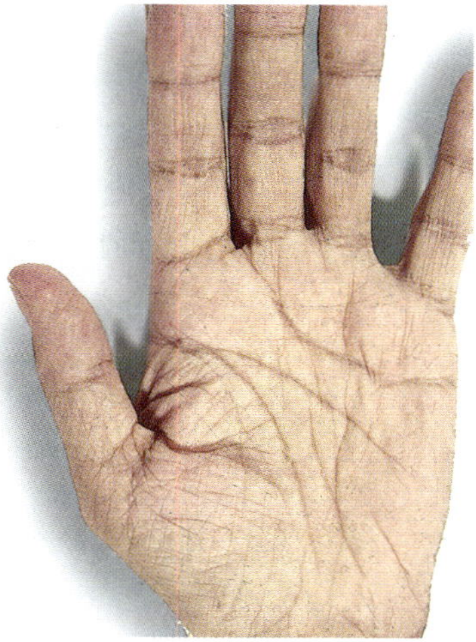

12

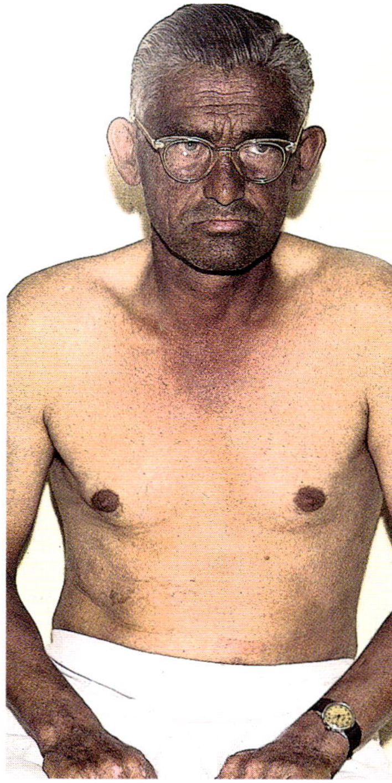

13

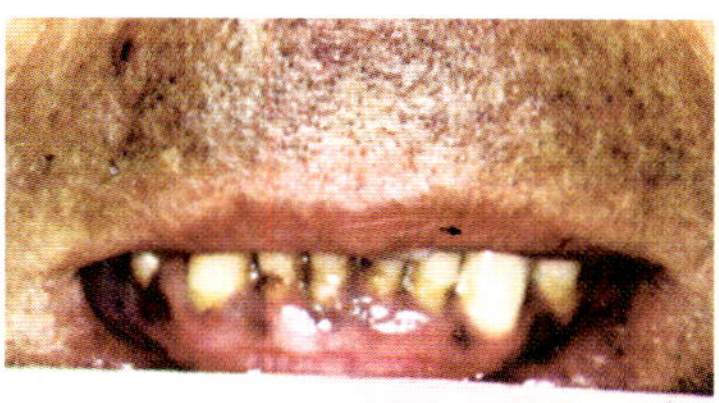

14

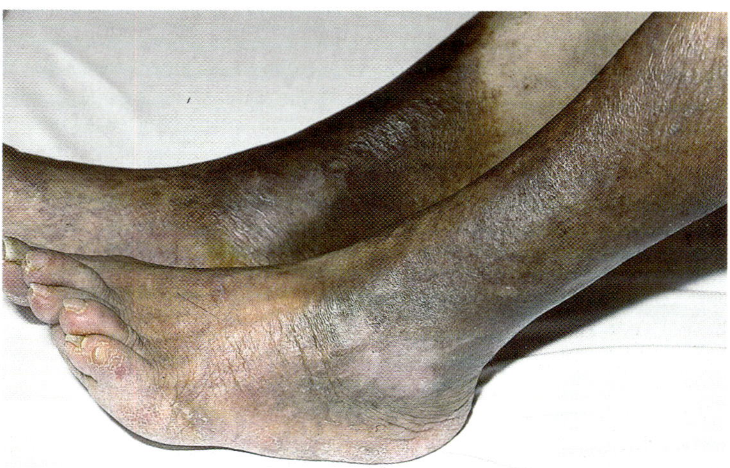

15

Pigmentierte Haut

Chronische Nephritis, Chloasma uterinum, Alterskomedonen; schwarze Haarzunge

Das **diffuse bräunliche Hautkolorit** der im urämischen Koma liegenden Patientin auf **Abb. 16** rührt von Ablagerungen pathologischer Hämoglobinderivate und lipofuszinartiger Gemische her und ist auf einen chronischen **Phenacetinabusus** zurückzuführen. Die Pigmentierung kann in Abhängigkeit von der Schwere der renalen Anämie zunehmend einen aschgrau-fahlen Anstrich erhalten, so daß man differentialdiagnostisch auch an eine Argyrose (vgl. **Abb. 4,** S. 3), Hämochromatose oder Arsenmelanose denken würde. Die Betrachtung der Konjunktiven gibt allerdings Auskunft über das Vorliegen einer Anämie. Pigmentierungen der Haut bei M. Wilson sind fast immer mit dem Kayser-Fleischerschen Kornealring verknüpft.

Auf **Abb. 17** sieht man **flächenhafte** dunkelbräunliche **Hyperpigmentierungen** im Gesicht einer Frau mit symmetrischer Ausbreitung und Bevorzugung der **Stirn-, Wangen-** und **Oberlippenregion,** die einem **Chloasma uterinum** entsprechen. Als **Chloasma gravidarum** ist es vom zweiten Schwangerschaftsmonat an bei 30–35% der Frauen zu beobachten. Im Klimakterium kann sich ein Chloasma climactericum entwickeln. Östrogenzufuhr bewirkt ähnliche Pigmentierungen. Die Halsregion bleibt stets bei diesen nicht nur auf das weibliche Geschlecht beschränkten Chloasmaformen frei. Simultan zur Gesichtspigmentierung tritt eine Dunkelung der Brustwarzen, der Achselhöhlen, der Anogenitalregion und der Linea alba auf. Über flächige oder fleckförmige Melaninhyperpigmentierungen nach Behandlung mit Sulfonamiden, Antimalariamitteln (Chloroquin) etc. vgl. S. 25.

Eindeutig davon zu unterscheiden sind die durch Alterskomedonen (Elastoidosis cutanea nodularis et cystica) hervorgerufenen, schwärzlich verfärbten Hautbezirke **(Abb. 18).** Eine eigentümliche Veränderung im Zungenschleimhautbereich gibt **Abb. 19** wieder: eine **»schwarze Haarzunge«** (Lingua nigra villosa, harmlose Hypertrophie der verhornten Papilli filiformes), die essentiell oder im Zusammenhang mit antibiotischer Behandlung auftritt. Differentialdiagnostisch kommen z.B. Verfärbungen durch Kaliumpermanganatlösung in Frage.

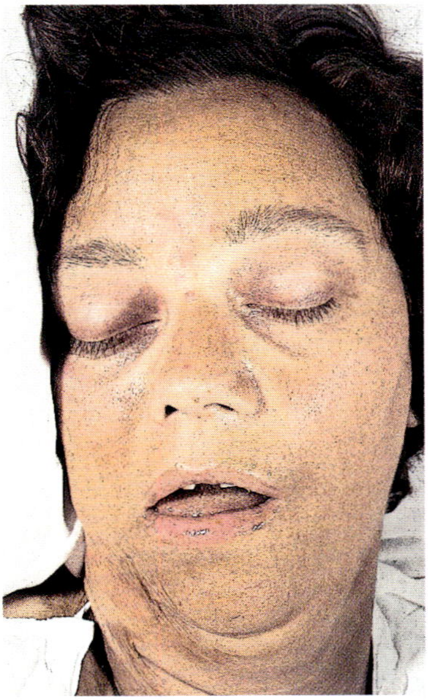

16

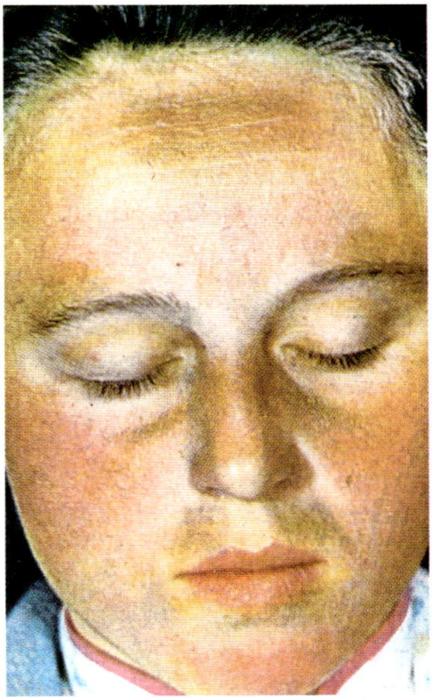

17

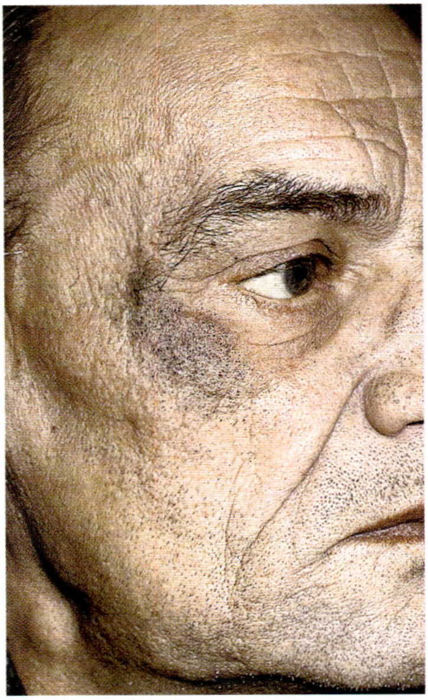

18

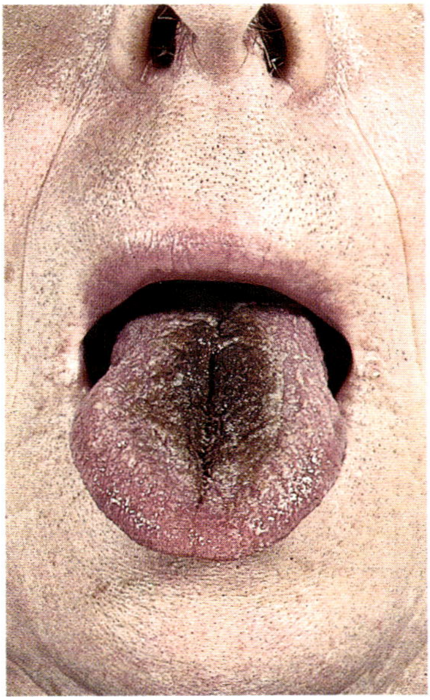

19

Pigmentierte Haut

Pigmentfleckenpolyposis, Epheliden, Urticaria pigmentosa

Die auf **Abb. 20** abgebildeten **kleinfleckigen Pigmentierungen** und ihre Verteilung mit Bevorzugung der perioralen Gesichtshaut, der Nasenlöcher, der Augenumgebung, der Fingergelenkstreckseiten und der Mundschleimhaut weisen als Leitsymptom auf eine innere Störung hin und kennzeichnen die **Pigmentfleckenpolypose,** das Peutz-Jeghers-Klostermann-Touraine-Syndrom. Diese autosomal-dominant vererbte **Lentiginose** wird nämlich von einer meist ausgedehnten Polypose des Gastrointestinaltraktes begleitet, die sich vom Magen bis zum Anus erstrecken kann, mit Lieblingslokalisation im Dünndarm (Schwerpunkt: Jejunum). Die typische Anordnung der sommersprossenähnlichen, aber dunkleren Fleckchen (Lentigines) auf der Mundschleimhaut, dem Lippenrot und in unmittelbarer Mundumgebung zeigt eine deutliche Verschiedenheit zur Anordnung der **Epheliden** (»Sommersprossen«, **Abb. 21**) mit ihrer geringeren Beteiligung der Mundpartie.

Im Unterschied zur Pigmentfleckenpolypose sind die besonders bei der adulten Form der **Urticaria pigmentosa** als Leitsymptom auftretenden, sehr zahlreichen gelblichen bis hellbraunen bzw. **braunroten** kleinfleckigen und **papulösen Effloreszenzen** disseminiert über das ganze Integument verstreut **(Abb. 22, 23).** Darüber hinaus kann auch die Mundschleimhaut befallen sein. Die Herde schwellen durch Reiben geringfügig urtikariell an. Während die adulte Form nach der Pubertät beginnt, ist die juvenile oder reversible Form mit ihrem mehr tiger- bzw. leopardenartig gescheckten Aussehen angeboren oder tritt im Säuglingsalter auf und verschwindet meist bis zur Pubertät. Es handelt sich bei der adulten Form wahrscheinlich um eine **Systemkrankheit** unbekannter Ätiologie aus dem **Formenkreis des Mastozytose-Syndroms.** Die Krankheitssymptome nehmen über die Jahre langsam zu bis zu Flush-Attacken, die sich zum anaphylaktischen Schock verstärken können. Sie sind durch eine Histamin- und Serotonin-Freisetzung aus den Granula der Mastzellen bedingt und werden von Tachykardie, Übelkeit, Erbrechen, Pruritus und Kollaps begleitet. Es kann zur Ausbildung von Magengeschwüren kommen.

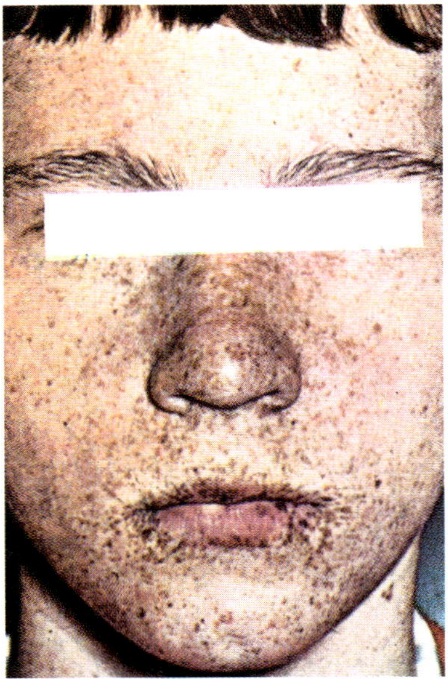
20

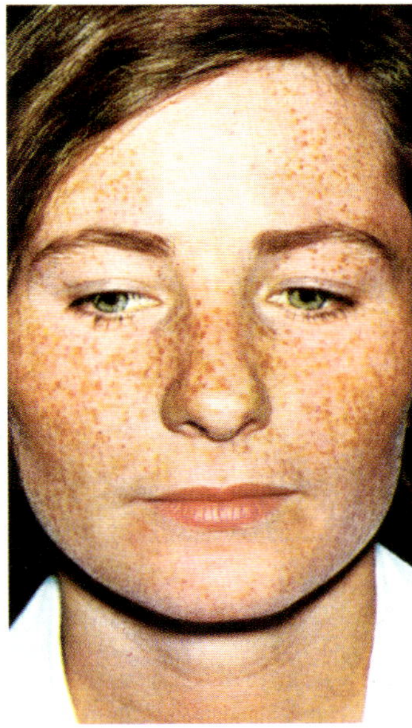
21

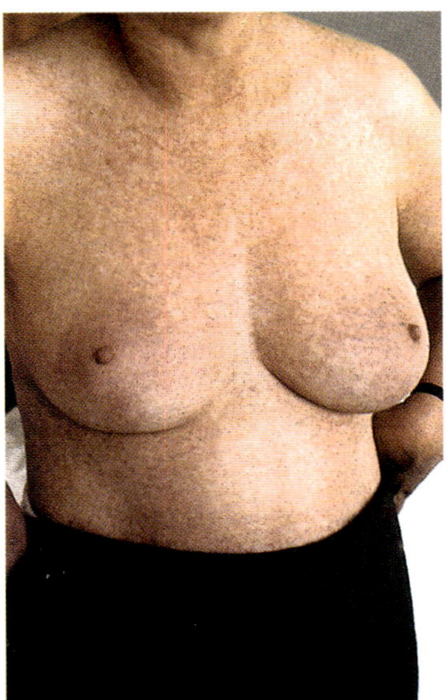
22

23

Pigmentierte Haut

Akute Virushepatitis, Leberzirrhose

Abbildung 24 zeigt einen Patienten mit **Haut- und Sklerenikterus** bei akuter **Virushepatitis.** Ein Sklerenikterus wird festgestellt, wenn im Blutplasma ein Bilirubinspiegel von mindestens 2 mg/dl besteht. Bei durch Gallensteine hervorgerufenem Verschlußikterus kommt es häufig gleichzeitig zu pruriginösen Hauterscheinungen, wobei der Juckreiz solche Ausmaße annimmt, daß sich der Patient die ganze Haut blutig kratzt. Die nichthepatischen Ikterusformen, z.B. infolge hämolytischer Anämie, haben wir auf S. 4 abgehandelt. Diffuse gelbe Pigmentierungen finden sich bei Diabetes mellitus und übermäßiger Karotinzufuhr (vgl. S. 152).

Die Unterscheidung zwischen Verschlußikterus und Parenchymikterus ist klinisch bisweilen schwierig. Stark halonierte Augen lassen bei einem schmutzig-gelben Hautkolorit einen konsumierenden Prozeß vermuten (tumorbedingter Gallenwegsverschluß).

Bei der chronischen Hepatitis besteht wie bei der **Leberzirrhose** in der Regel **kein Ikterus;** er tritt nur auf, wenn ein **florider Schub** abläuft. Auftreten von **Aszites (Abb. 25)** weist neben Meteorismus auf den sich entwickelnden portalen Hochdruck hin (vgl. S. 72). Weitere Zeichen sind eine **bilaterale Gynäkomastie (Abb. 25),** ein **weiblicher Schambehaarungstyp** und ein Ausfall der Brust- und Achselbehaarung (vgl. auch S. 124). Für den kachektischen Leberzirrhotiker und den Lebertumorkranken ist ein Melasikterus charakteristisch. Für die beim Leberzirrhotiker in Erscheinung tretende, diffuse bräunliche Hautverfärbung ist die zunehmende Östrinisation verantwortlich. Differentialdiagnostisch ist bei braunem bzw. braungelbem Hautkolorit auch an eine Hämochromatose (Bronzediabetes) zu denken. Sogenannte **»Weißnägel«** wie auf **Abb. 26** sind ein zwar seltenes, aber – wie Uhrglasnägel – gerade für die Leberzirrhose recht typisches Begleitsymptom. Gehäuft kommt auch die auf **Abb. 27** gezeigte **Dupuytrensche Kontraktur** vor. Es handelt sich dabei um die Beugekontraktur eines oder mehrerer Finger durch Schrumpfung der Aponeurosis palmaris superficialis. Ein weniger häufiges, aber charakteristisches Zeichen ist die **blaurote Zunge** mit deutlicher **Schleimhautatrophie** (»Lackzunge«, **Abb. 28**).

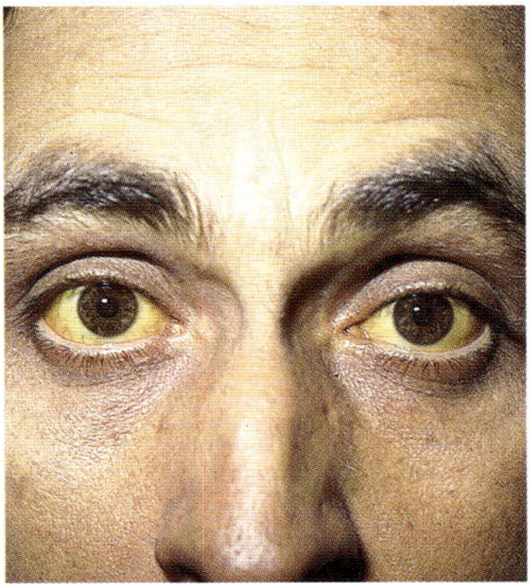
24

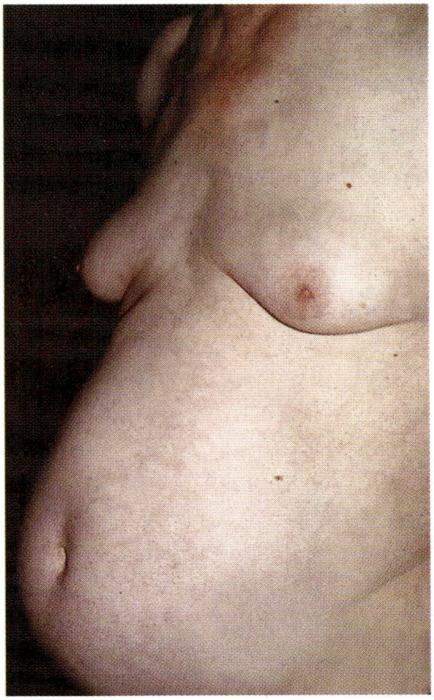
25

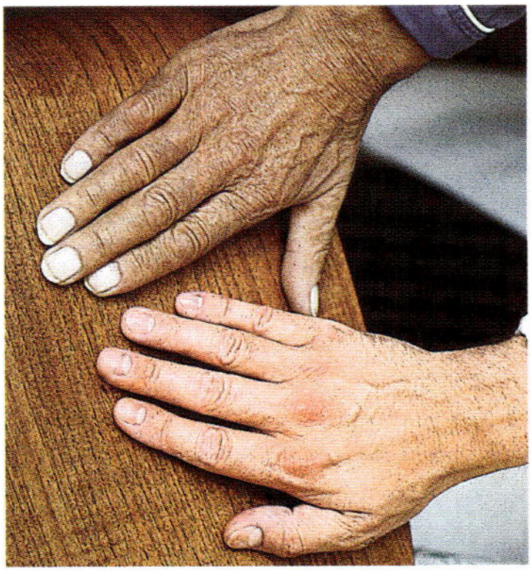
26

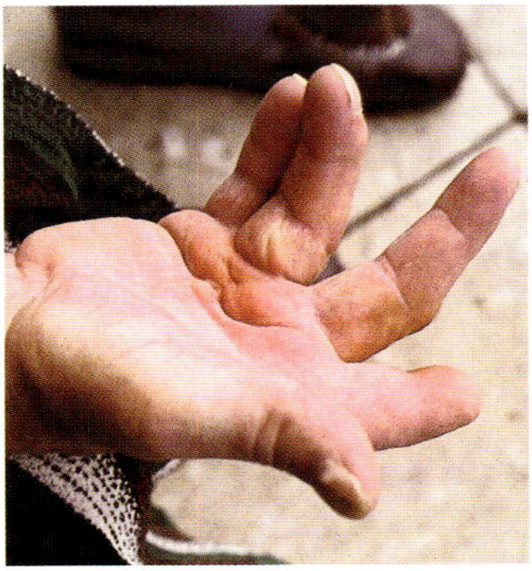
27

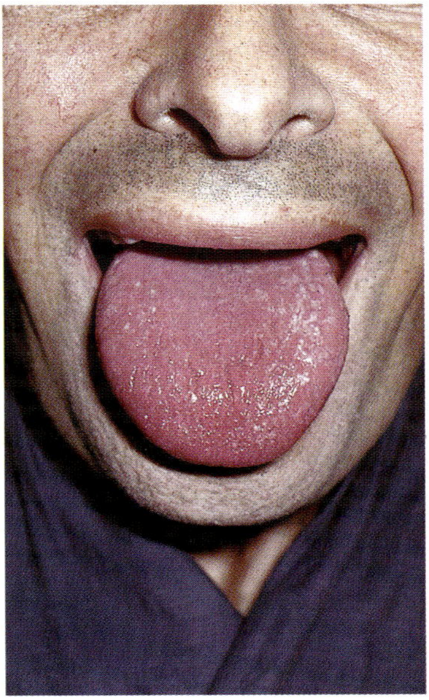
28

Leberzirrhose

Bei der Leberzirrhose entwickeln sich bereits frühzeitig und **häufig** sog. **Eppinger-Sternchen,** auch **Spider** genannt **(Abb. 29),** die als prognostisch ungünstiges Zeichen gelten. Sie finden sich fast ausschließlich im Bereich des Abflußgebietes der V. cava superior, vornehmlich im Bereich der Stirn, des Nackens, der Schultern und der vorderen Brustwand. Spider können sich auch während der Gravidität sowie bei Infektionen und Intoxikationen rasch in großer Zahl entwickeln und danach wieder verschwinden. Auch beim **M. Rendu-Osler** können **Gefäßreiser** vorkommen (vgl. S. 60).

Bei ganz **gesunden Menschen** handelt es sich um die **harmlosen Naevi aranei.** Von diesen ist jedoch mehr das jugendliche Alter betroffen. An einzelnen Gefäßsternchen ist die Unterscheidung der prognostisch so unterschiedlichen Typen kaum möglich. Durch Glasspateldruck lassen sie sich ganz entleeren. Bei mäßigem Druck sieht man das Zentralgefäß pulsieren.

Ätiologisch kann das bei Leberzirrhose beobachtete und oft unberechtigt als »Säufernase« bezeichnete **Rhinophym (Abb. 30)** auf einen stärkeren **Alkoholabusus** hinweisen. Es befällt bemerkenswerterweise fast nur Männer und stellt eine **Sonderform der Rosazea** dar (vgl. auch S. 18). Der hyperämisierenden Wirkung u.a. von Alkohol wird bei der Rosazea eine gewisse Rolle nachgesagt. Die **Erythementwicklung** wird oft von Gewebsverdichtungen im Bereich der Kutis begleitet, die beim Rhinophym besonders ausgeprägt sind und von Wucherungen der Talgdrüsen begleitet werden. Überwiegt die Hypertrophie des Bindegewebes, so entwickelt sich eine derb-fibröse teleangiektasienreiche, bläulichrote Schwellung der Nase. Steht die Hypertrophie der Talgdrüsen im Vordergrund, so kommt es zum Bild der gelblichen, knollig-tumorösen »Knollennase«.

Ein wichtiger klinischer Hinweis für die Erhärtung der Verdachtsdiagnose »Leberzirrhose« ist das auf **Abb. 31** gezeigte **Palmarerythem.** Diese Veränderung findet sich nicht nur bei der Leberzirrhose, sondern kann auch während der Schwangerschaft, gelegentlich bei anderen Erkrankungen sowie bei Gesunden, hier besonders bei Kindern und Jugendlichen, beobachtet werden.

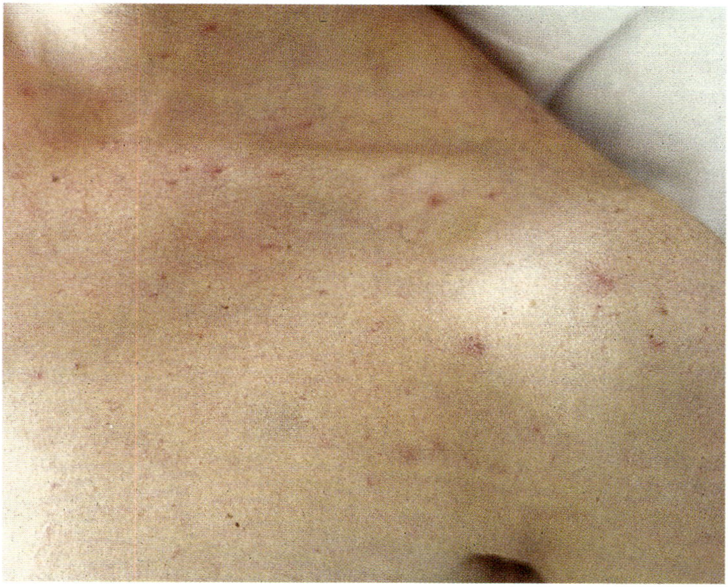

29

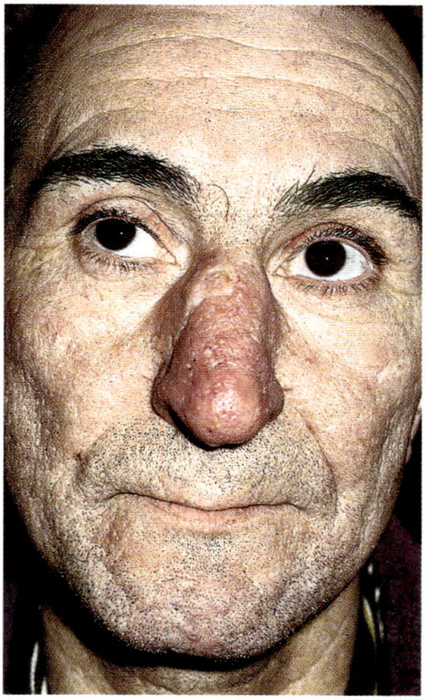

30

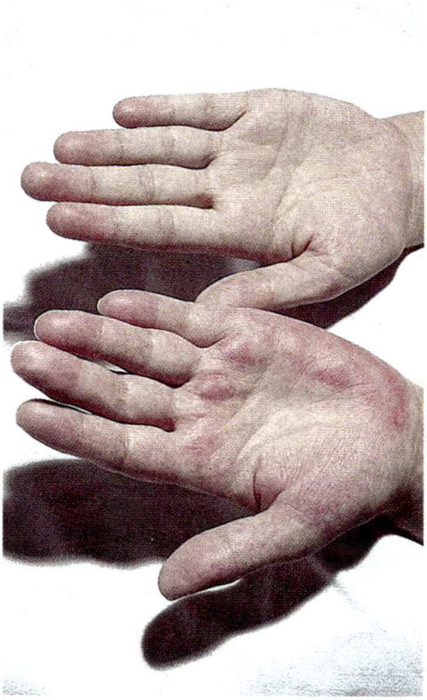

31

Rote, blaurote Hautverfärbung

Polycythaemia vera, arterielle Hypertonie

Einer **Rötung** des **Gesichts** können **vielerlei Ursachen** zugrunde liegen. Abgesehen von der flüchtigen, emotionellen Rötung beim vegetativ Labilen, dem Sonnenbrand und dem »flush« beim Karzinoid-Syndrom muß bei ausgedehnter und anhaltender grober Gesichtsrötung neben der essentiellen arteriellen Hypertonie an die **Polycythaemia vera** gedacht werden. Leitsymptome dieser mit massiver Erythrozytose einhergehenden idiopathischen Hämoblastose sind die **hochrote Gesichtsfarbe (Abb. 32)** mit Übergreifen auf Ohren und Hals (Plethora vera), die **tiefroten Schleimhäute** mit den »rotsträhnigen« Augen (Pseudokonjunktivitis, **Abb. 32** u. **33**), die Splenomegalie und die allgemeine Blutungs- und Thrombosebereitschaft. Im Verlauf tritt, wenn sich eine Herzinsuffizienz einstellt, zunehmend eine tief dunkelblaue Zyanose in Erscheinung **(Abb. 33).** Eine Pseudokonjunktivitis ist in der Regel nur bei mit Polyglobulie assoziierten Krankheiten anzutreffen. Sie findet sich daher auch beim mit symptomatischer Polyglobulie einhergehenden chronischen Cor pulmonale.

Auf der Gesichtshaut der beiden Polyzythämie-Kranken von **Abb. 32** und **34** finden sich kleine Knötchen, die einer **Rosazea** entsprechen. Gewöhnlich breitet sich diese schmetterlingsförmig im Gesicht aus. Bei Polycythaemia vera ist allerdings ein **Übergreifen auf die Stirn** und auf die Kopfhaut zu beobachten. Der Patient auf **Abb. 34** läßt außerdem eine Veränderung erkennen, die im Zusammenhang mit Koronarerkrankungen stehen soll: eine **diagonale Ohrläppchenfurche.** Thromboembolien und Herzinfarkte sind häufige Komplikationen der Polycythaemia vera.

Das Gesichtserythem erstreckt sich auch bei der **Facies rubra** des **arteriellen Hypertonikers** auf die Stirnpartie. Sie überzieht ziemlich gleichmäßig das gesamte Gesicht **(Abb. 35).** Dieses »blühende« und besonders »gesunde« Aussehen täuscht. Die Farbveränderung beruht auf dem Sichtbarwerden von kapillären Gefäßerweiterungen. Die nicht sonnenbelichteten Partien sind weniger betroffen. Eine Lippenzyanose weist auf die kardiale Lungenstauung bei Linksherzinsuffizienz hin.

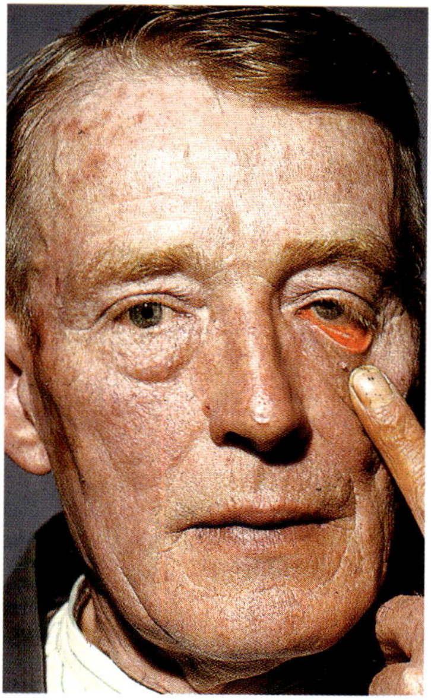

32

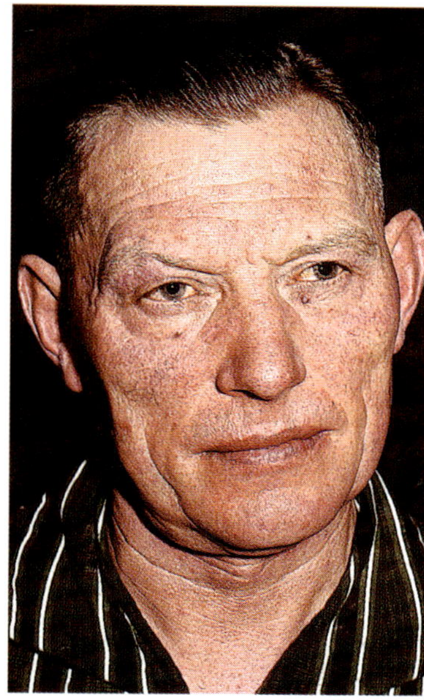

33

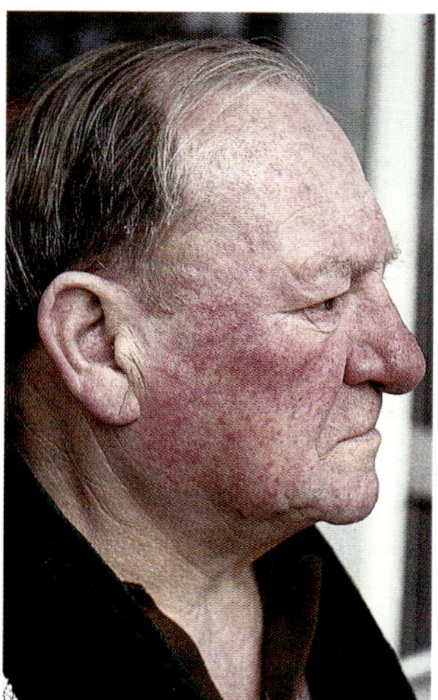

34

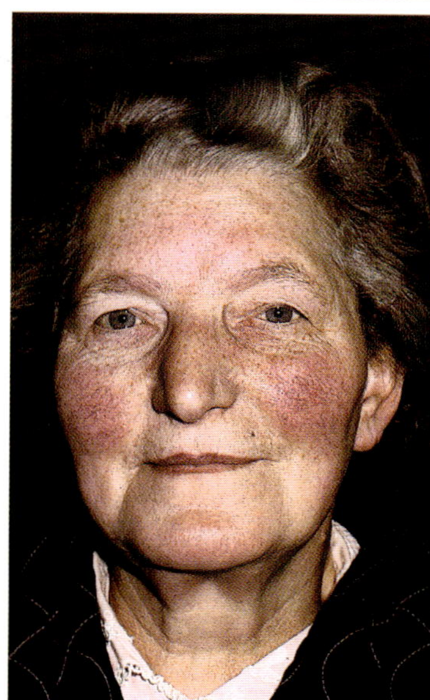

35

Blaurote Hautverfärbung

Chronisches Cor pulmonale, Mitralstenose

Abbildung 36 zeigt die scheinbar verweinten Augen **(Pseudokonjunktivitis infolge Polyglobulie)** bei einem Patienten mit generalisiertem Lungenemphysem und bereits deutlich ausgeprägter **chronischer Cor-pulmonale-Symptomatik im Stadium** der **Kompensation** (sog. blauer Hochdruck). Beim akuten Cor pulmonale – z.B. unmittelbar im Anschluß an eine Lungenembolie oder einen Pneumothorax – oder der subakuten Form beim Status asthmaticus wäre eine Pseudokonjunktivitis nicht vorhanden. Die konjunktivale Injektion bildet sich mit dem Eintritt in das Stadium der Dekompensation wieder zurück, wie auch die Zyanose bis auf einen leicht zyanotischen Grundton aus dem Gesicht verschwindet.

Abbildung 37 stammt von einem Patienten mit sekundärer Pulmonalsklerose infolge eines schweren obstruktiven Lungenemphysems (kompensiertes **Cor pulmonale bronchiale**). Das **gesamte Gesicht** wird von der überwiegend **rötlich-violetten** Tönung beherrscht, die in den erweiterten Hautgefäßen der Wangen über den Jochbögen, der Stirn und der Ohren ihre stärksten Grade erreicht. Die Intensität der **Zyanose** spiegelt die besondere Schwere der pulmonalen Grundkrankheit wider. Der Farbe nach zu urteilen würde sie genausogut zu einem angeborenen Herzvitium passen. Die **Verfärbung** ist dabei **gröber** und **weniger homogen,** ganz abgesehen davon, daß es sich zudem bei den angeborenen zyanotischen Herzvitien meist um jüngere Patienten handelt.

Die Differentialdiagnose gegenüber den erworbenen Vitien, z. B. der **Mitralstenose** (**Abb. 38** u. **39,** S. 23), ist von der Aspektdiagnose her leicht zu stellen, da eine Pseudokonjunktivitis regelmäßig fehlt und die sichtbare **zyanotische Angiektasiebildung Stirn, Oberlippengegend** und die Region vor dem Ohr frei läßt. Die blaurote Zeichnung zeigt beim »Mitralgesicht« eine **schmetterlingsförmige Verbreitung** über beide Wangen bei bevorzugter Intensität in der **Jochbein-Nasen**-(spitzen-) **Region**. Dazu kommen die **Lippenzyanose** und die rötlich-zyanotische Verfärbung der Ohren. Bei der Patientin auf **Abb. 38** besteht eine stärkere Lungenstauung bei allerdings erhaltener Funktion des rechten Ventrikels.

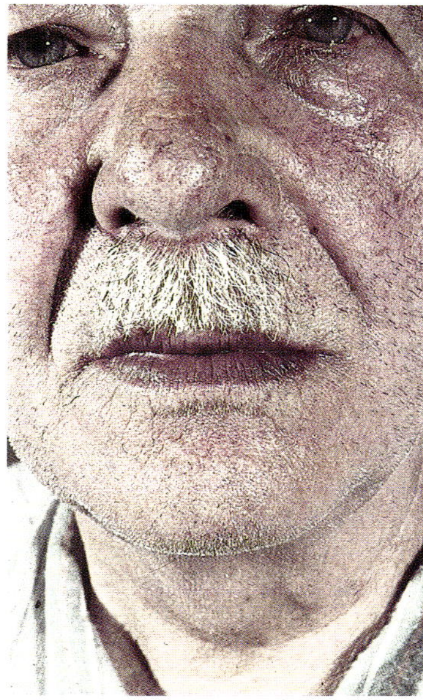

36

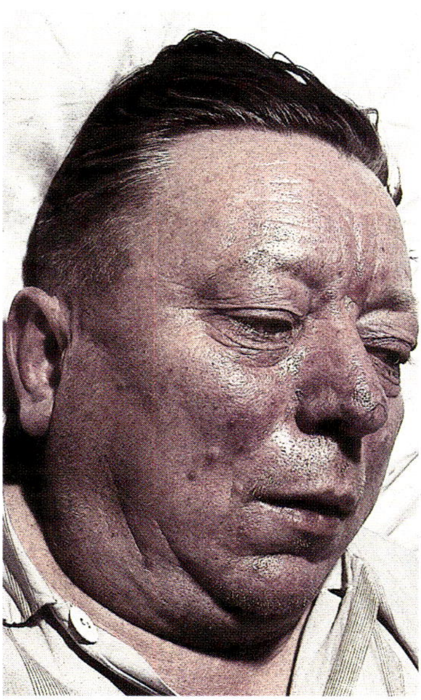

37

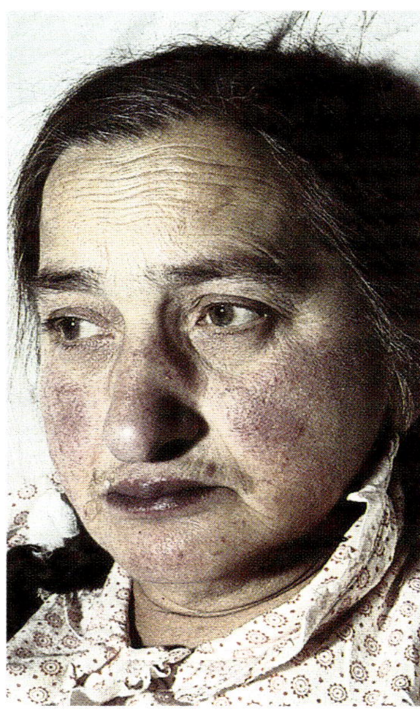

38

Blaurote Hautverfärbung

Mitralstenose, kombiniertes Mitralvitium, angeborene Herzfehler

Die **Veränderungen** bei der Patientin von **Abb. 39** lassen sich **zwischen rotem** und **zyanotischem Typ** der **Mitralstenose** einordnen, mit besonders enger Beschränkung der farblichen Veränderungen auf die Jochbeingegend. Die Region vor dem Ohr bleibt, ebenso wie das Munddreieck, von der Veränderung frei. Auf Entfernung erscheint diese »clownartige« Rötung ziemlich homogen. Der weniger rote als rotbläulich-livide Farbton weist auf die Beteiligung der venösen Kapillarbereiche hin. Es handelt sich bei **Abb. 39** um die **mitrale Wangenröte** bei **rheumatischer Mitralstenose**, wobei das Vorherrschen der **rötlich**-lividen **Tönung** anzeigt, daß eine höhergradige pulmonale Hypertension noch nicht besteht.

Die reine Mitralinsuffizienz selbst schweren Grades läßt dagegen kennzeichnende physiognomische Leitsymptome vermissen, solange sie hämodynamisch kompensiert bleibt. Beim sog. **kombinierten Mitralklappenfehler** verbinden sich die geschilderten Veränderungen der Einzelfehler der Mitralis. Die physiognomischen farblichen Leitsymptome entsprechen dem Überwiegen der Insuffizienz- oder Stenosekomponente. Von **Abb. 40** läßt sich das hämodynamische **Überwiegen der Stenosekomponente** ablesen **(zyanotischer Typ)**. Führt der Mitralklappenfehler im Verlauf zum Versagen des linken Ventrikels und schließlich zur Rechtsdekompensation, so kann es – wie bei den Einzelfehlern der Mitralis – infolge Leberstauung zu einem zusätzlichen **ikterischen Hautkolorit** mit **Sklerenikterus** kommen **(Abb. 41)**. Bei diesem Patienten schwand mit dem Nachlassen der Kraft des rechten Ventrikels einerseits die Dyspnoe, andererseits entwickelten sich eine Stauungsinduration der Leber sowie Beinödeme bis zum Sakrum (Anasarka) und ein Aszites. **Abbildung 42** zeigt **»zyanotische« Trommelschlegelfinger** und **Uhrglasnägel**, wie sie bei angeborenen Vitien (z. B. beim Eisenmenger-Komplex oder bei der Fallotschen Tetralogie) sowie beim ebenfalls mit Polyglobulie einhergehenden chronischen Cor pulmonale (in Verbindung mit Bronchiektasien und Lungenfibrose-Syndromen) beobachtet werden.

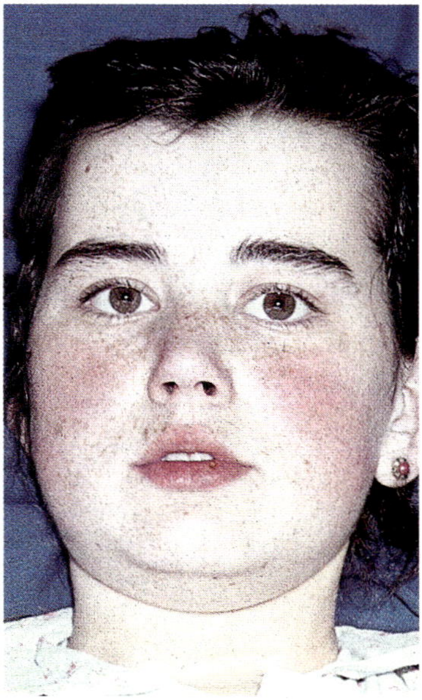
39

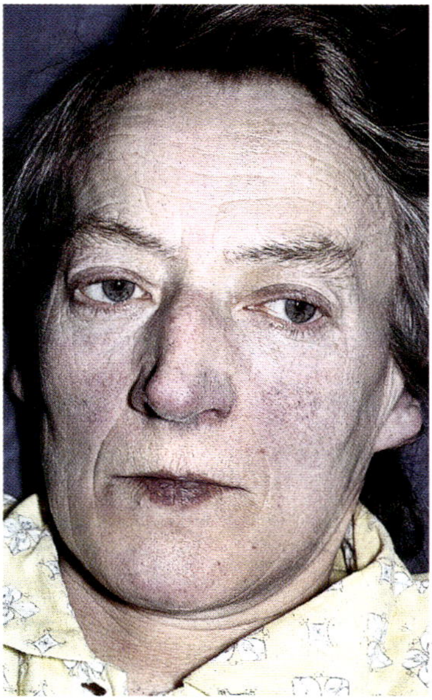
40

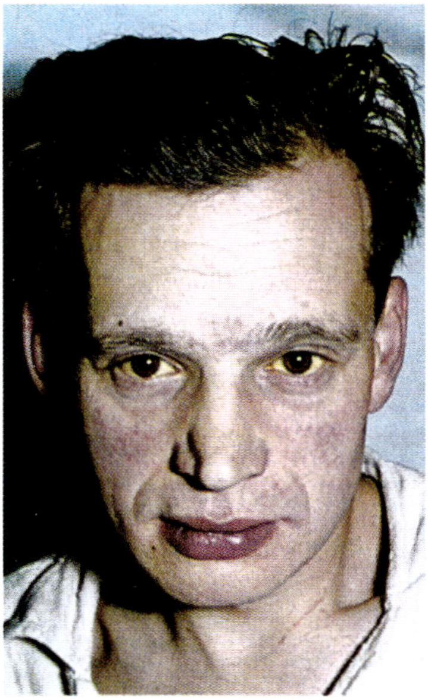
41

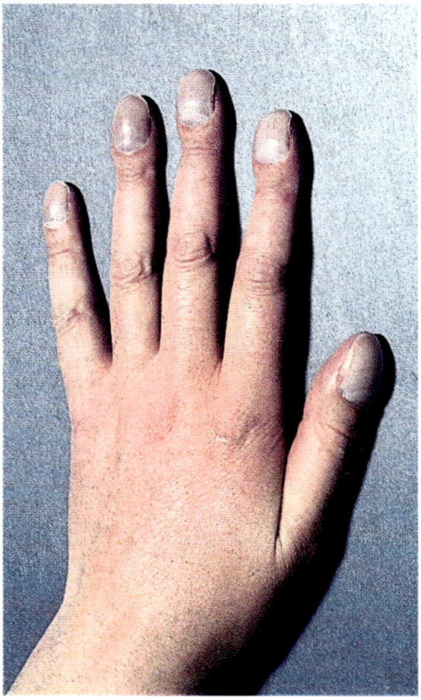
42

Erytheme – Exantheme

Arzneimittelexantheme

Arzneimittel, die intern verabreicht wurden, können zu Veränderungen an Haut und Schleimhäuten führen und makulöse, papulöse, urtikarielle, erythematöse, lichenoide, akneiforme oder nodöse, vesikulöse, bullöse oder hämorrhagische uni- oder multiforme Hautreaktionen bis hin zu erythrodermischen exfoliierenden und epidermolytischen Zuständen auslösen. Die Erythemflecken der **Arzneimittelexantheme** können in Größe, Zusammensetzung und Ausbreitung variieren und Bilder verschiedener exanthematischer Infektionskrankheiten weitgehend nachahmen, d.h. morbilliform, skarlatiniform oder rubeoliform aussehen. Ohne entsprechende Anamnese und weitere Krankheitsdaten kann z. B. die Unterscheidung des auf **Abb. 43** wiedergegebenen **Exanthems** nach Einnahme von **Gelonida antineuralgica** von einem Erythema infectiosum unmöglich werden. Fieberanstieg kann durchaus auch im Rahmen der Arzneimittelallergie vorkommen.

Bis zu einem gewissen Grade kennzeichnend sind in einem entsprechenden Zusammenhang die **morbilliformen Penicillin**-(Ampicillin-) **Exantheme** (**Abb. 47**, S. 27), die Adalin-(Carbamidderivat-)Purpura und **fixe Arzneimittelexantheme**, die bei erneuter Zufuhr des Medikaments stets an derselben Stelle wieder auftreten, sich durch ihre **kupferrote Farbe** auszeichnen und langdauernde **Pigmentierungen** hinterlassen können (**Abb. 44:** nach Sulfonamidpräparat). Lieblingslokalisation sind die distalen Extremitäten, die Genitalregion und die Mundschleimhaut. Häufiger beobachtet wurde dieser Exanthemtyp besonders nach Phenacetin, Antibiotika, Salvarsan und Gold.

Nicht selten werden erhebliche Größenunterschiede der Maculae festgestellt, wie sie **Abb. 45** für einen Zustand bei **Penicillinallergie** dokumentiert. Juckreiz bei makulopapulösen Exanthemen spricht eher für eine Arzneimittelgenese. **Abbildung 46** zeigt den Typ der **meist universellen (erythrodermischen)** Arzneimitteldermatitis mit diffuser Rötung und ödematöser Schwellung der Haut, die häufig nach Salvarsan, aber auch nach Gold und anderen Schwermetallen, seltener nach Antimalariamitteln, Penicillin und Streptomycin etc. beobachtet wurde und mit universellem Defluvium der Haare einhergeht.

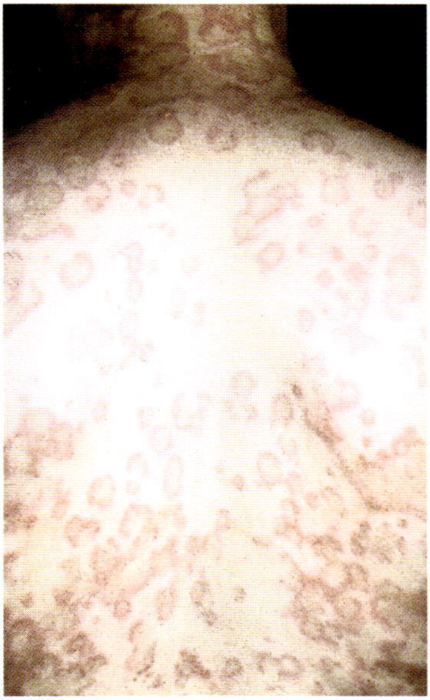
43

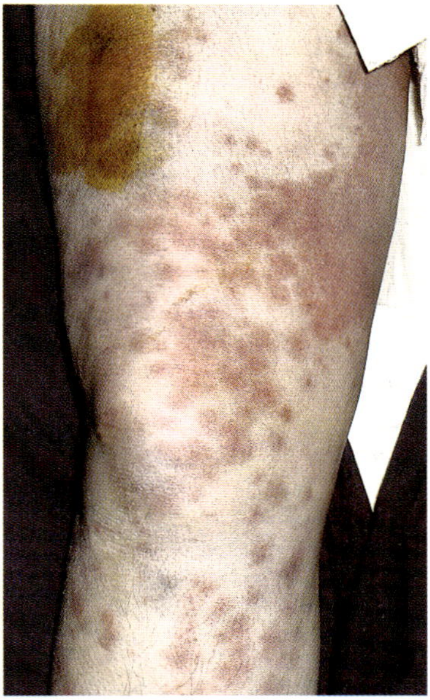
44

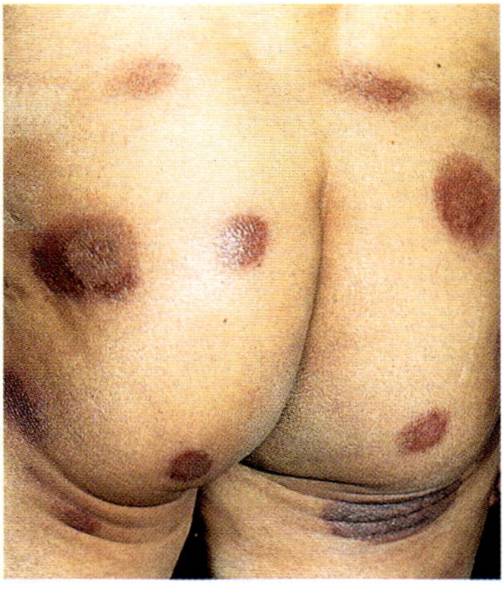
45

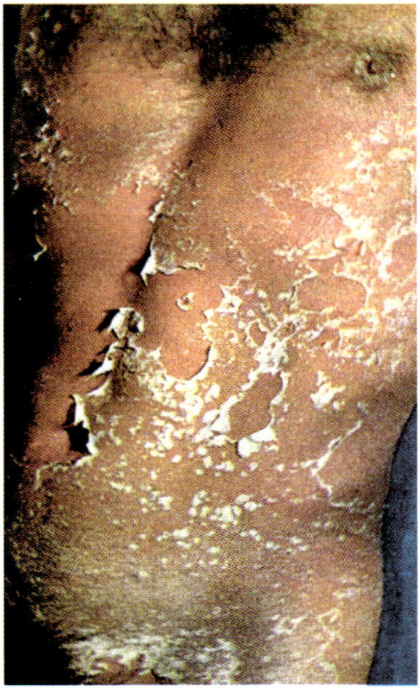
46

Erytheme – Exantheme

Arzneimittelexantheme – infektionsallergische Exantheme

Von der Farbe und Morphologie der einzelnen Flecken läßt sich nicht auf das auslösende Arzneimittel schließen.

Makulöse und makulopapulöse Exantheme können durch fast alle häufig verschriebenen Medikamente ausgelöst werden. Die Flecken können so winzig sein, daß sie – ähnlich dem Scharlach-Exanthem – ein diffuses Erythem vortäuschen; sie können eine Neigung zur Konfluenz zeigen, wie beim morbilliformen Exanthem, oder durch mehr einzeln stehende, flach erhabene Papeln gekennzeichnet sein, wie beim rubeoliformen Exanthem.

Abbildung 47 zeigt ein juckendes morbilliformes Exanthem 5 bis 8 Tage nach Behandlungsbeginn als relativ häufig auftretenden Arzneimittelausschlag **nach Ampicillin** bei einem Patienten mit **infektiöser Mononukleose** (Pfeiffersches Drüsenfieber): Die Ätiologie des typischen Rachenbefundes (**Abb. 48:** »Monozytenangina«) wurde primär nicht erkannt und der Patient unter dem Verdacht einer eitrigen Angina mit Ampicillin behandelt; das fehlende Ansprechen der Angina ist typisch.

Abbildung 49 und **50** zeigen **figurierte Arzneimittelexantheme**; sie sind in der Prägung dem Erythema exsudativum multiforme ähnlich. In der Morphologie der Einzelherde – münzförmige urtikarielle Erytheme in typischer Ausprägung mit Blasenbildung, kokardenartig durch zusätzliche Farbdifferenz von Peripherie und Zentrum, deutliche **zentrale Purpura (Abb. 49)** – kann völlige Übereinstimmung bestehen. Auslösende Medikamente sind vor allem die verschiedenen Antipyretika und Schlafmittel, Sulfonamide, **Penicillin (Abb. 49)** und Phenolphthalein.

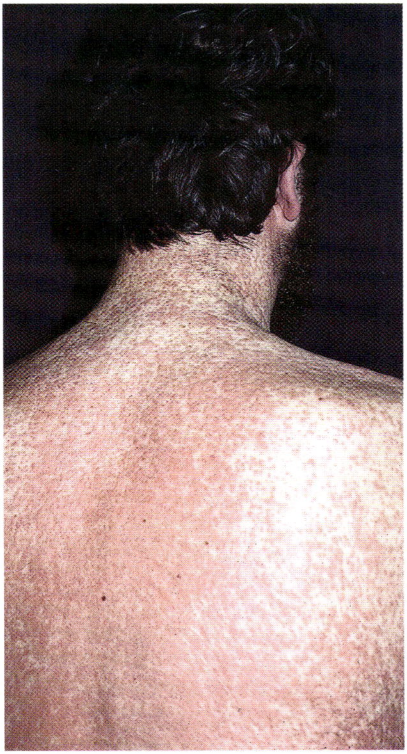

47

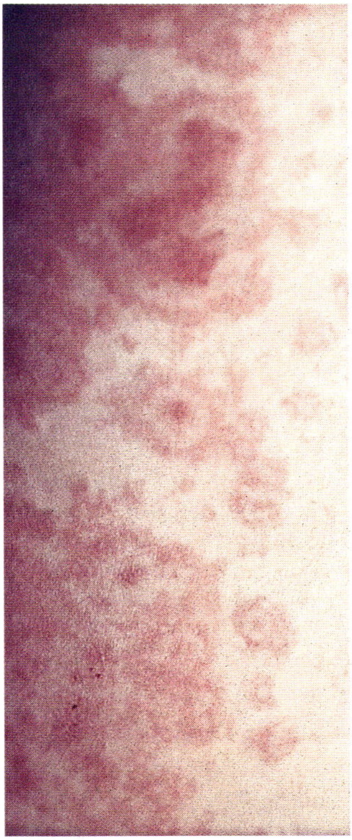

49

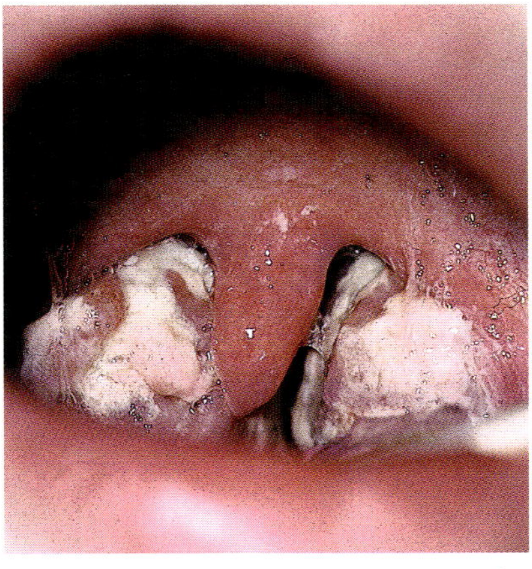

48

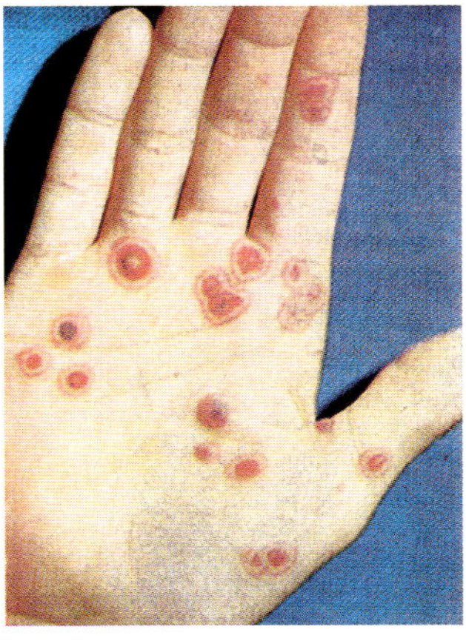

50

Arzneimittelexantheme: Urtikaria, Quincke-Ödem

Das typische Bild der Urtikaria ist leicht zu erkennen: Innerhalb kürzester Zeit treten eine oder mehrere, kleinfleckige bis großflächige, bogig begrenzte, stark juckende **Quaddeln** auf **(Abb. 51** u. **52)**, die nach einer Bestandsdauer von einer halben Stunde bis zu 1 – 2 Tagen wieder abklingen. Die Größe der Hauteffloreszenzen kann zwischen einem Stecknadelkopf und einem Handteller variieren. Bei starker Exsudation können die Quaddeln einen weißen Farbton, wie auf **Abb. 51** paranasal rechts und auf **Abb. 52** zu sehen, annehmen (Urticaria porcellanea). Die Quaddeln sind im Höhepunkt der Eruption oft von einem weißen Hof umgeben; beim Abklingen bleibt gelegentlich eine Zyanose zurück, die von einem roten Randsaum umgeben ist. Bei Mitbeteiligung tieferer Hautschichten kommt es zu ausgedehnten Schwellungen bis hin zum angioneurotischen Ödem **(Quincke-Ödem, Abb. 53).**

Die beschriebenen Zustände entsprechen einer akuten Urtikaria. Bei chronischen bzw. chronisch rezidivierenden Formen halten die einzelnen Schübe länger als eine Woche an. Die Besonderheit des **Quincke-Ödems**, das nicht juckt, liegt in der tiefgreifenden und gleichzeitig flächenhaft diffusen, ödematös-urtikariellen Schwellung, welche wie die typische Quaddel bei der Urtikaria verhältnismäßig flüchtig ist. Bezeichnend ist ferner das Rezidivieren in loco. **Prädilektionsorte** des Quincke-Ödems sind Augen- und Wangenpartie sowie die **Oberlippe (Abb. 53).** Als Auslöser kommen nicht nur Allergene, sondern alle Mechanismen in Frage, die eine Liberation von Histamin und/oder anderen biogenen Aminen bewirken: Kontakturtikaria, Kälteurtikaria. In fast einem Drittel der Fälle bleibt die Ursache der Urtikaria ungeklärt.

Eine Urtikaria kann auch mechanisch, z. B. durch Strichreiz oder Gürtelscheuern, ausgelöst werden. Diese Urticaria factitia geht – im Gegensatz zum hyperreaktiven, vasomotorischen (urtikariellen roten) Dermographismus des vegetativ Labilen – mit Juckreiz einher. Auf die Auslösung einer urtikariellen Anschwellung bei Urticaria pigmentosa haben wir auf S. 12 hingewiesen.

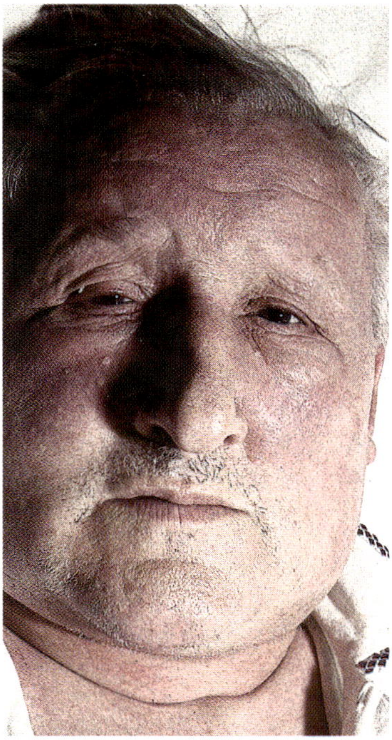
51

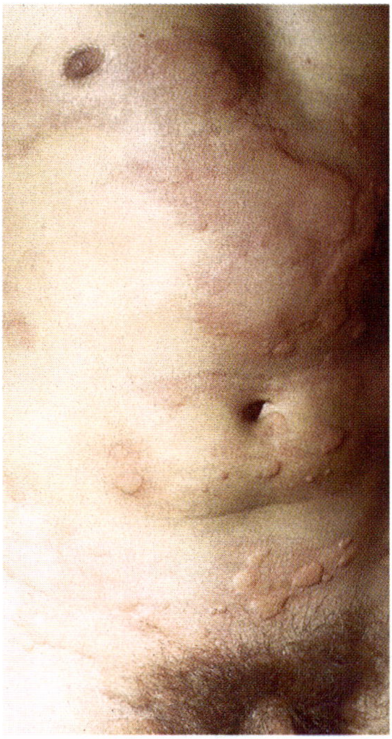
52

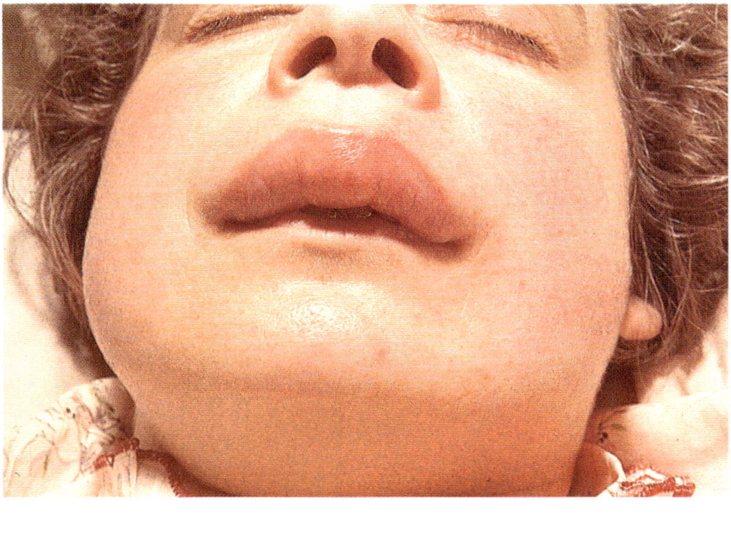
53

Erytheme – Exantheme

Stevens-Johnson-Syndrom, Lyell-Syndrom

Die **Abbildungen 54–56** geben einen Krankheitszustand wieder, der durch das ausgeprägte Dominieren der dem Erythema exsudativum multiforme eigenen Beteiligung der **Schleimhaut** und **Schleimhautübergangszonen** und durch einen schweren, mit hohem Fieber und allgemeinen Krankheitssymptomen einhergehenden Verlauf charakterisiert ist: das **Stevens-Johnson-Syndrom**, eine schwere Verlaufsform des Erythema exsudativum multiforme.

Symptome sind herdförmige Rötung, Schwellung und Blasenbildung. Infolge der geringeren Persistenz der Schleimhautblasen werden häufiger deren Residuen, Beläge und Krusten neben flottierenden Epithelfetzen **auf entzündlich geröteten Arealen** beobachtet. In typischen Fällen sind die Konjunktiven, nicht selten auch die Kornea, ferner **Mundschleimhaut und Lippen (Abb. 54)** sowie die **Übergangszonen von Haut und Schleimhaut** an **Genitale (Abb. 55)** und After befallen. Daneben können sich **kokardenförmige** Erythema-multiforme-Effloreszenzen auch an der übrigen Haut finden **(Abb. 56)**. Als Komplikation ist eine Pneumonie zu fürchten. Es sind auch bei diesem Krankheitsbild Fälle bekannt, die als Arzneimittelexanthem nach Sulfonamiden oder Streptomycin aufzufassen sind.

Das in **Abb. 57** abgebildete **Lyell-Syndrom (Epidermolysis acuta toxica)**, das in einer größeren Klinik gelegentlich diagnostiziert wird, ist gegebenenfalls eine Extremvariante des Stevens-Johnson-Syndroms. Dieses als Syndrom der verbrühten Haut bezeichnete Krankheitsbild zeigt eine ungünstige Prognose mit einer Sterblichkeit bei 60–70%. Bei der abgebildeten Patientin war es nach kurz dauerndem Prodromalstadium mit Urtikaria, disseminierten Erythemen, Erbrechen und Diarrhöen und unter Fieberanstieg zur Ausbildung großer, teilweise schnell zu handtellergroßen Gebilden **konfluierenden**, gelblichen **Blasen** gekommen. Nach Platzen und **Entleerung des** (kulturell sterilen) **Blaseninhalts** bedeckt nun schlaffe, stellenweise faltig zusammengeschobene Oberhaut den **nässenden Untergrund** nur unvollkommen. Die Schleimhaut inklusive der von Trachea und Ösophagus zeigen ähnliche Veränderungen wie beim Stevens-Johnson-Syndrom.

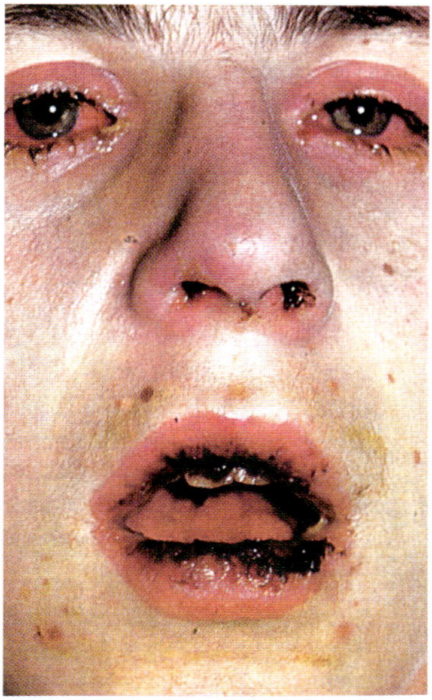
54

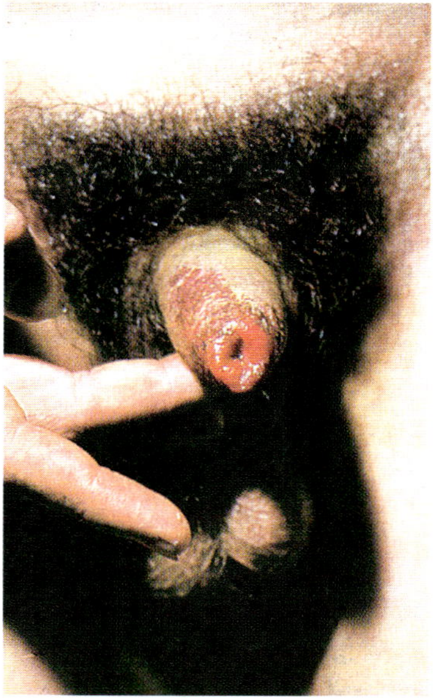
55

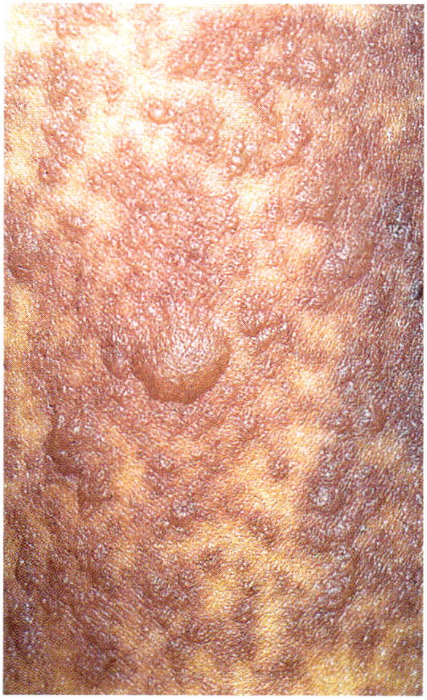
56

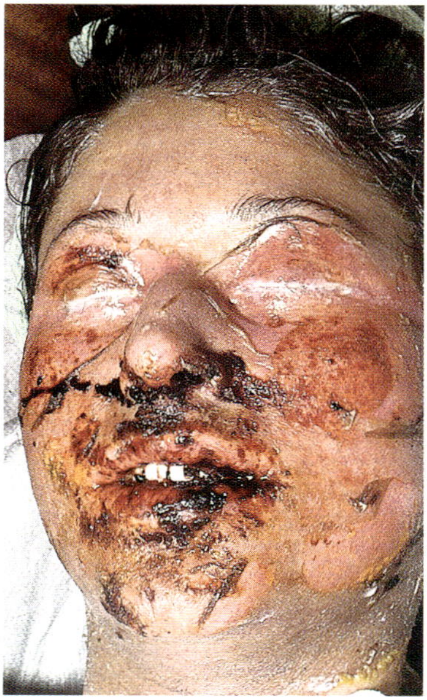
57

Windpocken

Die **Abbildungen 58–60** zeigen **Windpocken** (Varizellen). Bei dieser Infektionskrankheit im Kindesalter handelt es sich um eine Erstinfektion nichtimmuner Individuen mit dem Varicella-Zoster-Virus (VZV), das auch den Herpes zoster hervorruft (vgl. S. 38). Diese in der Praxis an sich leichte Diagnose führt nur gelegentlich zu differentialdiagnostischen Schwierigkeiten, im Kindesalter früher insbesondere gegenüber den Pocken in ihrer mitigierten Form der Variolois, bei der selteneren Erstinfektion im Erwachsenenalter (Varicellae adultorum) gegenüber dem Zoster generalisatus, aber auch dem pustulösen Syphilid und der kindlichen Prurigo simplex acuta. Die Infektionsquelle können daher nicht nur das Nasen- und Rachensekret, Urin und Stuhl Varizellen-Kranker, sondern auch die Ausscheidungen Zoster-Kranker sein.

Für die Windpocken ist charakteristisch, daß sich die Umwandlung der Effloreszenzen von den zuerst aufschießenden **makulopapulösen Flecken** in die zunächst klaren, dann trüben **Bläschen** innerhalb von Stunden vollzieht; ferner, daß die Ausbildung des juckenden Exanthems in zahlreichen sukzessiven Schüben kontinuierlich über mehrere (gelegentlich und ausnahmsweise bis zu 21) Tage erfolgt – ohne daß etwa eine Synchronisation der Effloreszenzenreifung wie bei der Variola einträte, so daß das klinische Bild einen **»Sternenhimmel«** (sog. Heubnersche Sternenkarte) von **Effloreszenzen verschiedener Entwicklungshöhe** und -größe bietet; schließlich, daß eine ausgesprochen zentripetale Verteilung im Gesicht, an Kopfhaut und Stamm vorherrscht (**Schwerpunkt des Ausschlags am Stamm**, Effloreszenzen je peripherer, desto lichter verteilt, regelmäßige Beteiligung der Schleimhäute, **Hand- und Fußrücken fast immer frei**). Hinzu kommt die geringere (aber nicht völlig fehlende Suppurations-, Nekrose- und Hofbildungsneigung. Prodromi fehlen bei den Varizellen in der Regel.

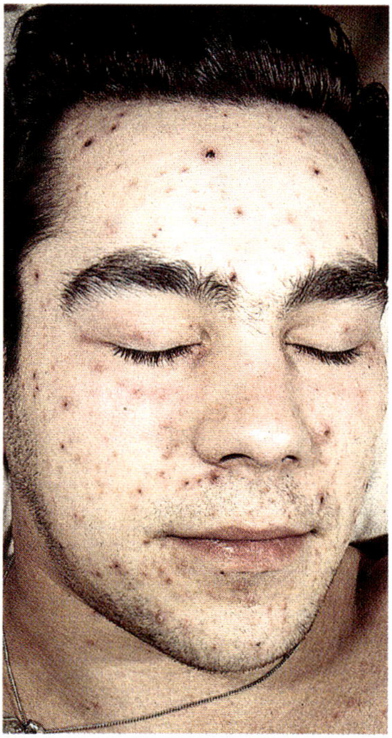

58

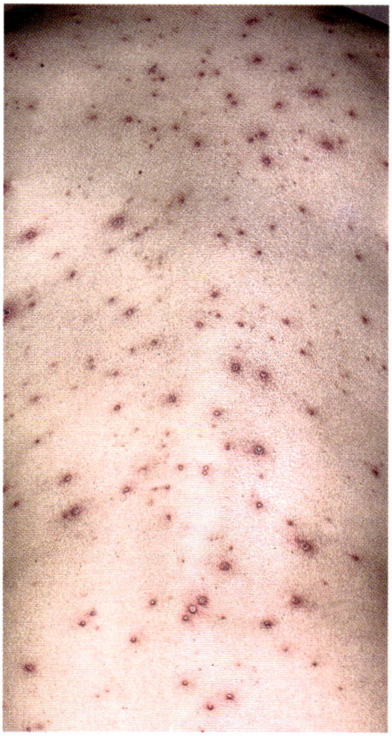

59

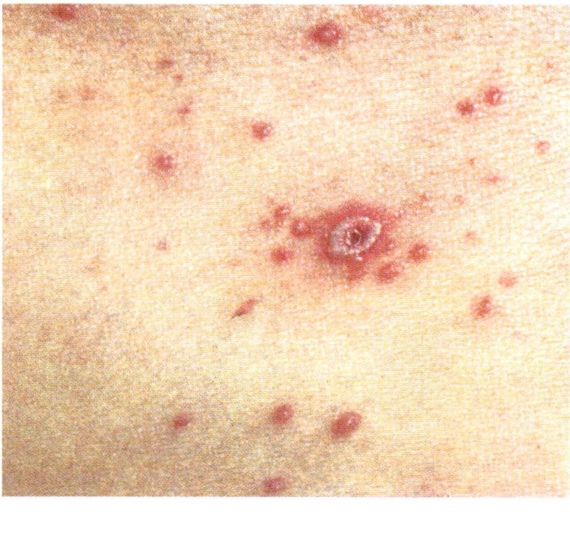

60

Erytheme – Exantheme

Scharlach

Die **Abbildungen 61–63** stammen von **Scharlachkranken.** Diese durch β-hämolysierende Streptokokken der Gruppe A (durch Tröpfchen-, seltener, bei Wundscharlach, durch Schmierinfektion) hervorgerufene akute Infektionskrankheit, die ein Häufigkeitsmaximum zwischen dem 3. und 10. Lebensjahr und einen Kontagionsindex von 10–30% besitzt, beginnt fast immer ohne Prodromalerscheinungen plötzlich mit hohem Fieber, Kopfschmerzen, Erbrechen, einer Angina mit feuerrotem Rachen und gerötetem weichen Gaumen sowie regionalen Lymphknotenschwellungen.

Das mit geringem Juckreiz einhergehende **Scharlachexanthem (Abb. 62)** beginnt am zweiten, seltener am ersten oder dritten Krankheitstag an Hals oder Brust oder in den Achselhöhlen und breitet sich dann über den ganzen Rumpf und die Gliedmaßen aus. Im Bereich der Schenkeldreiecke und Achselfalten erreicht es meistens die stärkste Intensität. In der **fieberhaften Gesichtsröte** ist kontrastreich die typische **periorale Blässe** ausgespart **(Abb. 61).** Die Perioralregion ist dagegen bei Masern und Röteln mitbeteiligt. Das Exanthem selbst zeigt auf **diffus gerötetem Grund dichtstehende kleinste intensiv rote Flecke** in follikulärer Anordnung, deren Vorhandensein bei mäßigem Glasspateldruck deutlicher wird. Bei stärkerem Druck macht der Ausschlag einem gelblich tingierten Hautton Platz. Der kratzende Finger löst eine vorübergehende strichförmige Abblassung des Exanthems aus (»dermographie blanche«). Bei schweren Verlaufsformen treten zusätzlich Petechien auf (bei fast jedem Kranken positiver Ausfall des Rumpel-Leede-Phänomens (s. **Abb. 98**, S. 57).

Etwa am 4. bis 8. Krankheitstag entwickelt sich die für Scharlachkranke typische **Himbeerzunge (Abb. 63)** mit ihren hervortretenden roten entzündeten Papillen. Nach Abklingen der meisten Symptome setzt Ende der ersten bzw. in der zweiten Erkrankungswoche eine kleieförmige Hautschuppung ein. Sie beginnt an Hals und Brust und setzt sich über Arme und Beine fort. An den Handflächen und Fußsohlen lösen sich die Hautschuppen groblamellös in größeren Stücken ab. Diese **groblamellöse Schuppung der Hände und Füße** ist für den Scharlach pathognomonisch.

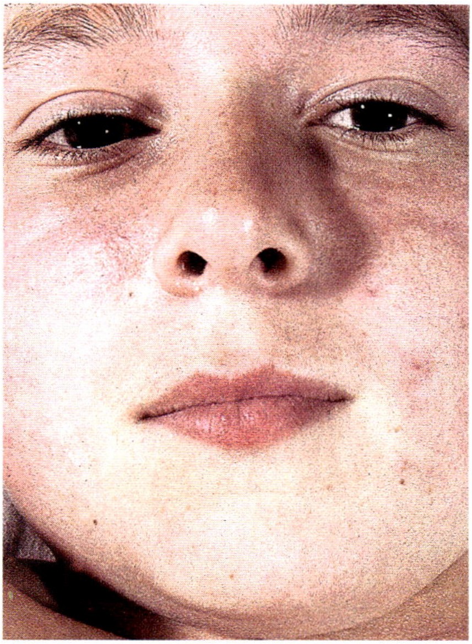

61

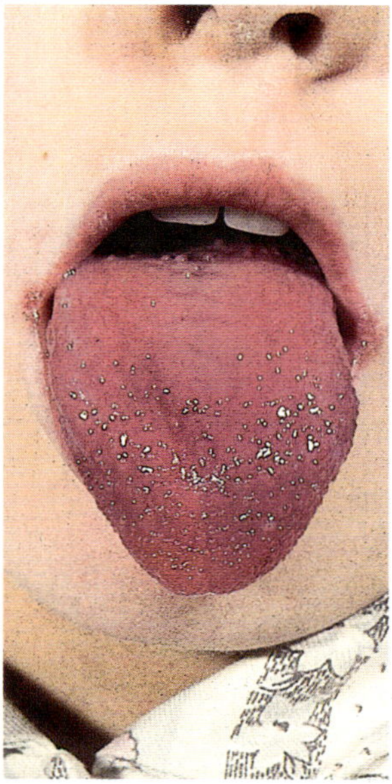

63

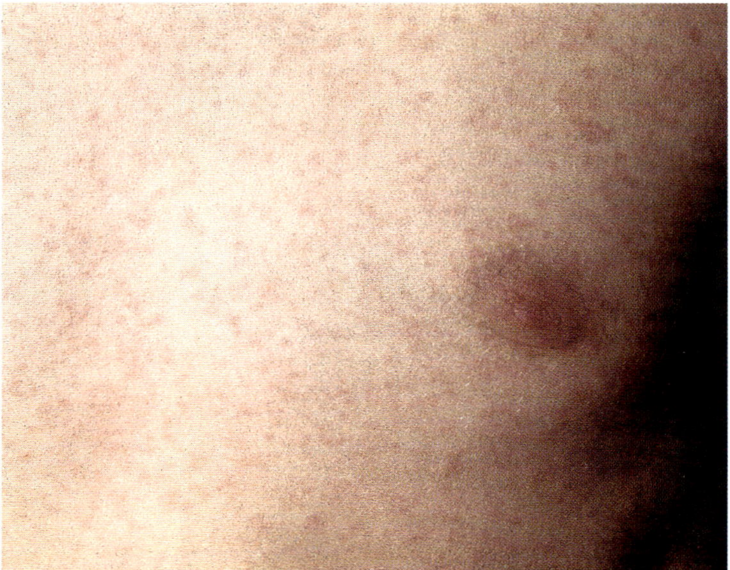

62

Erytheme – Exantheme

Masern, Röteln

Die **Abbildungen 64** und **65** gehören zum Erscheinungsbild der **Masern** (Morbilli). Diese akute Virusinfektion (Masernvirus) wird durch Tröpfcheninfektion auch über gewisse Entfernungen hinweg übertragen, besitzt einen Kontagionsindex von 95% und mehr und ist durch ausgeprägte katarrhalische Erscheinungen der oberen Luftwege und durch das typische Exanthem gekennzeichnet. Bereits das Öffnen der Krankenzimmertür kann für den Nichtimmunen Ansteckung bedeuten; sie erfolgt ein bis zwei Tage vor Beginn des katarrhalischen Vorstadiums. Bei positiver Anamnese sind Masern praktisch ausgeschlossen (lebenslängliche Immunität).

Das scheckige, aus **klein- bis mittelfleckigen**, häufig **konfluierenden Effloreszenzen** bestehende Exanthem beginnt im Gesicht und breitet sich von dort kaudalwärts über den ganzen Körper aus. Im Gegensatz zum Scharlach ist einmal die **Perioralregion in das Exanthem einbezogen**, zum anderen bleiben trotz Konfluenzneigung wenigstens einige Inseln normaler Haut auch im dichten Exanthem ausgespart. Nicht selten sind die Effloreszenzen ödematös erhaben bis leicht papulös. Schuppung und hämorrhagische Note können auch bei Masern vorhanden sein. Die **Handflächen** und **Fußsohlen** sind **von der Schuppung** ausgespart. Juckreiz fehlt oder ist nur gering ausgeprägt. Im Prodromalstadium bestehen kurzfristig die **Koplikschen Flecke (Abb. 65).** Lichtscheu, **leidender Gesichtsausdruck**, Lymphknotenschwellung und Milztumor sind weitere Symptome.

Im Gegensatz zu Masern fühlt sich der an **Röteln** (Rubeola) Erkrankte in der Regel nur wenig im Allgemeinbefinden gestört. Das Krankheitsbild kann allerdings den Masern ähneln. Die meist schon sichtbare Lymphknotenschwellung im Nackenbereich ist jedoch stärker ausgeprägt. Das **Exanthem** selbst ist in der **Effloreszenz** durchschnittlich etwas **kleiner und blasser als bei Masern.** Es besteht größere Flüchtigkeit der Einzelelemente. Differentialdiagnostisch können – wie bei Scharlach und Masern – **Schwierigkeiten in der Abgrenzung gegenüber Arzneimittelexanthemen bestehen. Rubeoliforme Arzneimittelexantheme** sind nicht selten mit deutlicherem Juckreiz vergesellschaftet.

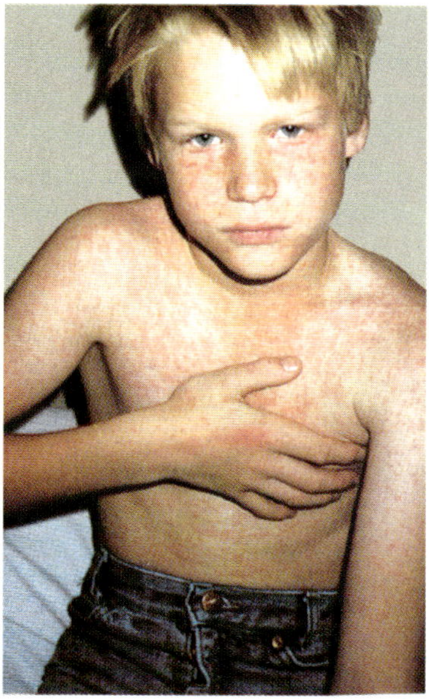

64

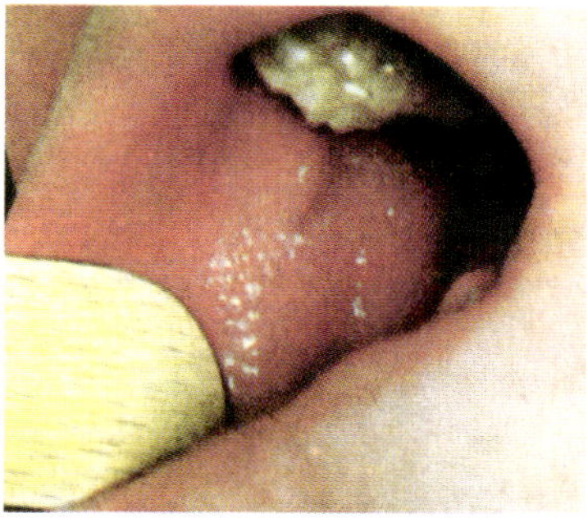

65

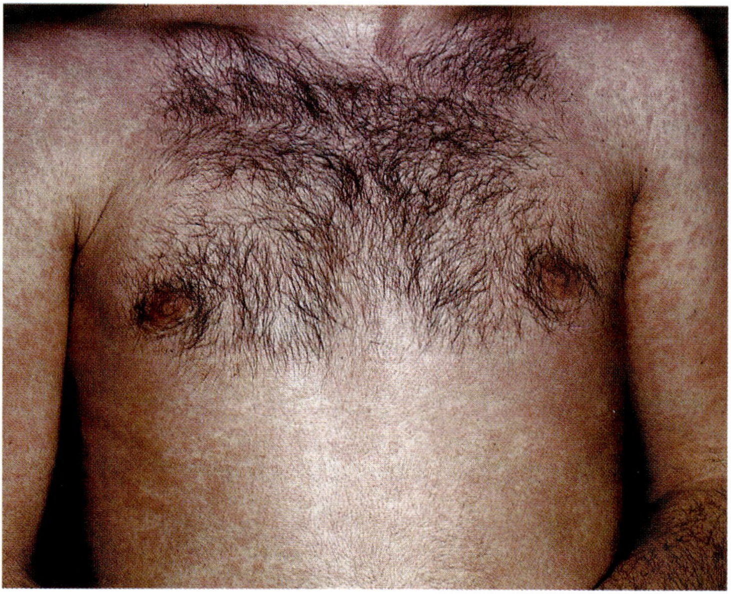

66

Herpes zoster

Die **Abbildungen 67** und **68** zeigen den **Herpes zoster** in unterschiedlicher Lokalisation. Er ist durch die **segmentale** und **in der Regel halbseitige Anordnung** einer Anzahl von Bläschengruppen charakterisiert, die jeweils **auf erythematöser Basis** aufschießen. Als Residuen können Narben und Depigmentierungen übrigbleiben. Die Bläschengruppen entwickeln sich in der Eruptionsphase nacheinander. So kommt es, daß die Entwicklungshöhe der Bläschen zwar innerhalb der gleichen Gruppe etwa gleich ist, von Gruppe zu Gruppe jedoch differieren kann. Vollentwickelte Bläschen können auch beim Zoster auf ihrer Kuppe leicht eingedellt sein, was nicht zur Verwechslung mit Pocken führen sollte.

Der Herpes zoster wird durch das gleiche Virus wie die Windpocken, das Varicella-Zoster-Virus, hervorgerufen. Beide stellen unterschiedliche klinische Erscheinungsformen einer einheitlichen Infektionskrankheit dar.

Abbildung 67 läßt erkennen, daß sich der **Herpes zoster** keineswegs allein auf die Gürtelregion **(Abb. 68)** beschränkt, wie die deutsche Bezeichnung »Gürtelrose« vermuten lassen könnte. Auf **Abb. 67** handelt es sich um einen **Herpes zoster des 3. Trigeminusastes.** Im Innervationsgebiet des betreffenden sensiblen Nerven sind im Bereich der rechten Gesichtshälfte mit Beschränkung auf ein Dermatom und unter neuralgischen Beschwerden gruppierte Bläschen auf gerötetem Grund entstanden. Die Mundschleimhaut ist – wie übrigens auch bei einem Zoster des 2. Trigeminusastes zu erwarten – an der Entzündung mitbeteiligt. Bei Ausbreitung im Gebiet des 1. Trigeminusastes kann das Auge miterkranken (vgl. **Abb. 235**, S. 129). Die ophthalmologische Mitbetreuung ist insbesondere wegen der Gefahr der Kornealbeteiligung in solchen Fällen dringend indiziert.

Gelegentlich kommt es zur Durchbrechung der segmentalen Anordnung, so daß aberrierende Effloreszenzen auf nachbarliche (siehe **Abb. 67**) oder weitere Gebiete übergreifen oder sogar als **Herpes zoster generalisatus** sich über das gesamte Integument ausbreiten. Der **Herpes zoster** kann auffallend häufig **als Zweitkrankheit**, z. B. bei Leukämien, Hodgkin- und Non-Hodgkin-Lymphomen beobachtet werden.

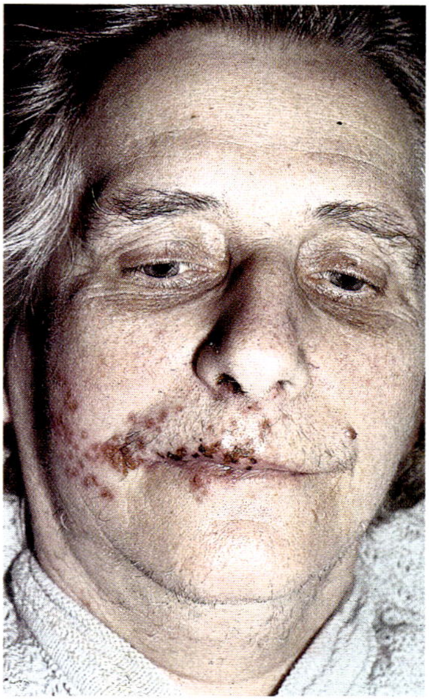

67

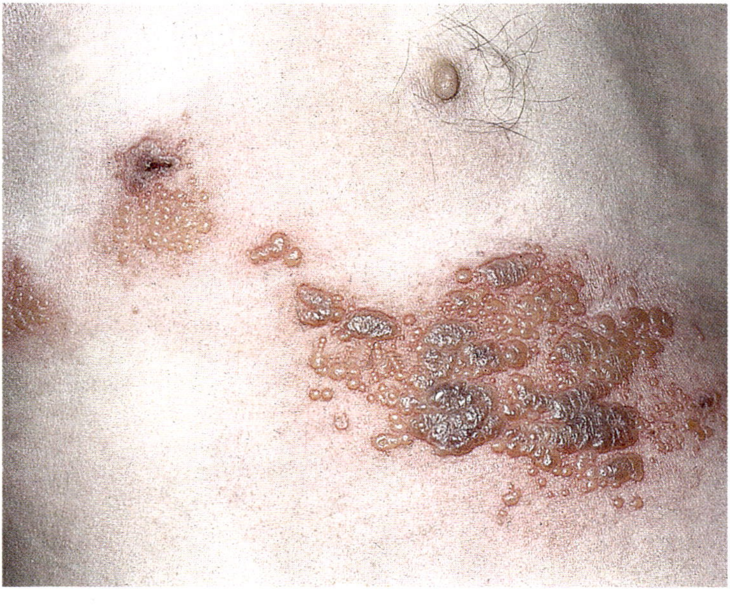

68

Erytheme – Exantheme

Herpes simplex

Der **Herpes simplex (Abb. 69–72)**, je nach Lokalisation auch als Herpes labialis oder genitalis bezeichnet, ist differentialdiagnostisch vom Herpes zoster abzugrenzen. Es handelt sich um eine reaktivierte latente Infektion mit den beiden Virus-Typen HSV1 (sog. oraler Stamm) und HSV2 (sog. genitaler Stamm). Nach der Primärinfektion im Kindesalter kommt es zu einer Persistenz der Viren in den betreffenden Ganglienzellen und von hier aus zu einer Besiedlung und Vermehrung in den epithelialen Zellen der Haut. Die Reaktivierung der Viren hängt von einer Irritation der infizierten Neurone, u.a. durch fieberhafte Infekte, starke UV-Bestrahlung (sog. Gletscherbrand) oder Magen-Darm-Störungen, aber auch von einer Schwächung des Immunsystems infolge Karzinom oder Leukose und zytostatischer Therapie ab.

Die Bläschen entstehen nach Juckreiz, Spannungsgefühl und lokalem »Brennen« auf gerötetem Grund und trocknen nach ihrem Aufplatzen unter Bildung nässender Hauteruptionen innerhalb weniger Tage zu Krusten ein, häufig kombiniert mit regionärer schmerzhafter Lymphknotenschwellung. Im Gegensatz zum Herpes zoster ist der **Herpes simplex nicht segmental** angeordnet. **Charakteristisch** ist die **gruppierte Anordnung** der Bläschen, die in einer einzigen Eruption aufschießen. Seltener als in der Schleimhaut und schleimhautnahen Lokalisationen **(Abb. 69** u. **71)** ist die Eruption irgendwo mitten auf der Haut (**Abb. 70** u. **72**, Fehldiagnose: Herpes zoster).

Bei Jugendlichen tritt als Ausdruck einer Erstinfektion mit dem Herpesvirus unter gleichen Bedingungen nicht selten die **Stomatitis aphthosa** (Mundfäule, **Abb. 71**) auf, bei der, abweichend von der Herpesregel, die Krankheitserscheinungen mehr diffus und unter hochgradiger Entzündung ausgebildet sein können. Neben der abgebildeten typischen Zungenschleimhautschädigung mit ihren zahlreichen kleinen rundlichen bis ovalen, scharf begrenzten flachen Erosionen ist die übrige Mundschleimhaut mit befallen (Gingivostomatitis herpetica). Differentialdiagnostisch muß bei dem abgebildeten Zungenbefund an einen bei türkischen Gastarbeitern vorkommenden **M. Behçet** gedacht werden.

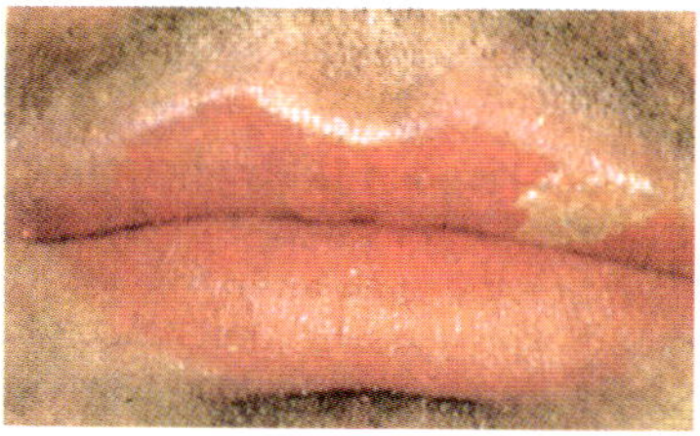

69

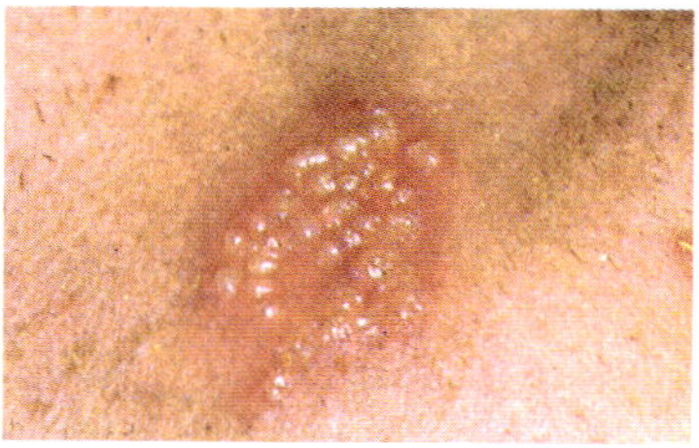

70

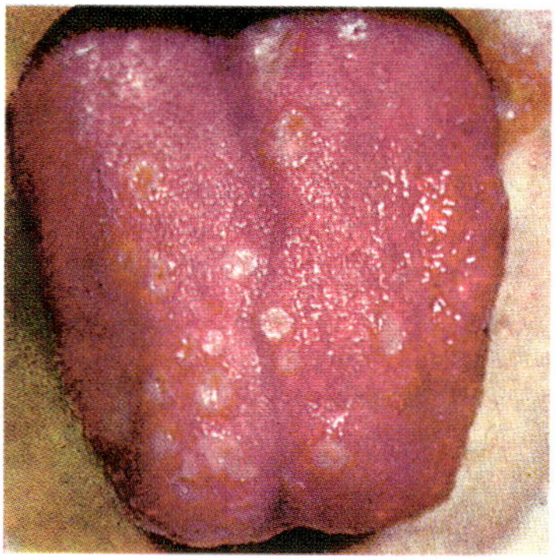

71

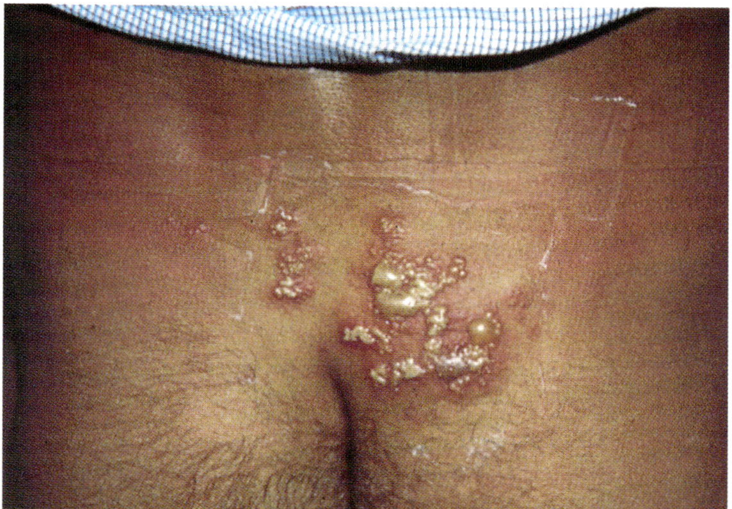

72

Skabies, Flohstiche, Kleiderlausbefall

Im folgenden werden Veränderungen gezeigt, die mit heftigem Juckreiz einhergehen und durch Milben, Flöhe oder Läuse ausgelöst werden. Diese **Epizoonosen** führen zu charakteristischen blickdiagnostischen Befunden.

Skabies oder Krätze wird durch Krätzmilben verursacht. Die 0,3mm große Milbe bohrt blind endende, bis zu 2 cm lange, feingekörnte und leicht aufgeworfene Gänge in die Hornschicht der Haut, in welche Kotballen und Eier abgelegt werden. In der Wärme (Bettwärme!) verläßt die Milbe ihren Gang und löst dadurch den vorwiegend **nächtlichen Juckreiz** aus. Heißes Duschen führt ebenfalls zu den heftigsten Juckreizattacken. Die entstehenden **Kratzeffekte** werden ekzematisiert oder impetiginisiert. Prädilektionsstellen sind die Interdigitalräume der Hände und Füße, die Gelenkbeugen, die Achselfalten, Kleiderdruckstellen, der Nabelbereich, Mamillen und Gesäß. Beim Mann finden sich die typischen **Knötchen**, gegebenenfalls mit Kratzeffekten durchsetzt, z.B. am **Penis (Abb. 73)**; sie können nach Abheilung noch über Wochen bestehen. Die Übertragung der Krätze erfolgt überwiegend durch direkten Körperkontakt.

Flohstiche (Abb. 74) führen zur Quaddelbildung. Sie sind oft etwas derb und fühlen sich wie eine unter der Haut liegende Erbse an. Durch den starken anhaltenden **Juckreiz** wird der Patient auf sie aufmerksam. Die Stiche stehen meist in Gruppen eng beieinander. Der Menschenfloh (Pulex irritans) ist nur einer der Vertreter dieser Ektoparasiten. Die Anpassungsfähigkeit der Flöhe an ihren Wirt läßt auch den Befall des Menschen durch Tierflöhe, z.B. Hunde- oder Katzenflöhe, zu. Bekannt ist der tropische Rattenfloh als Überträger der Pest. Flöhe können – wie Läuse – den Erreger von Fleckfieber übertragen.

Die auf **Abb. 75** sichtbaren **Kratzeffekte** rühren von **Lausbefall** her. Das heftige Jucken entsteht beim häufigen Blutsaugen dieses Ektoparasiten. Bei langanhaltendem Befall und unzureichender Körperpflege resultiert der sog. Weichselzopf mit Verfilzung des Haares zu stinkenden Konglomeraten bzw. die Vagantenhaut mit Exkoriationen, hellen Narben und grauer Pigmentierung.

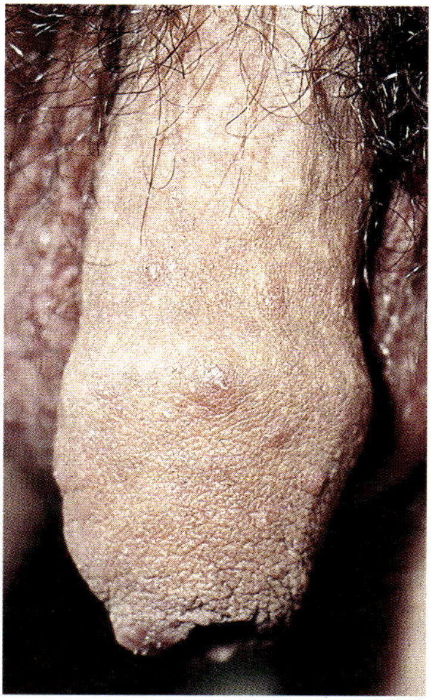

73

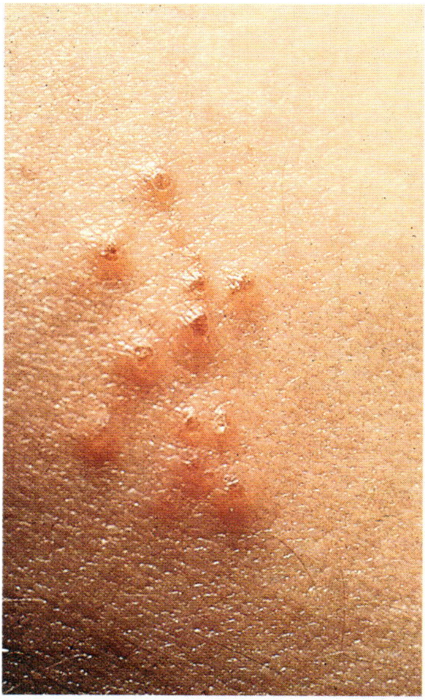

74

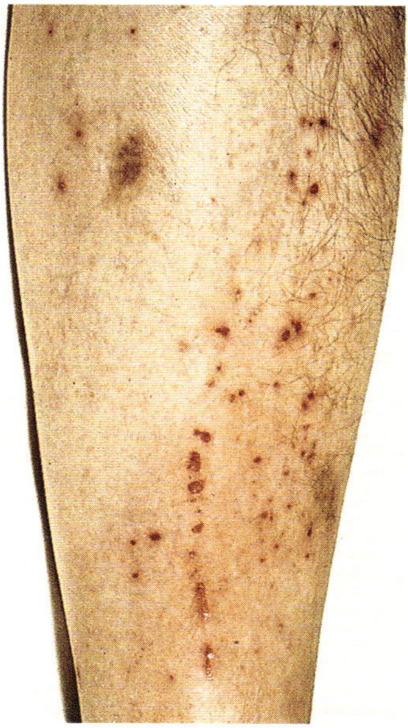

75

Erytheme – Exantheme

Erysipel, Erythema nodosum

Auf den **Abbildungen 76** und **77** wird eine **akute Hautrötung** gezeigt, die durch ein **Erysipel** (Wundrose) bedingt ist. Es handelt sich meist um eine durch hämolysierende Streptokokken der Gruppe A hervorgerufene und besonders beim Erwachsenen auftretende akute Entzündung des Koriums oder der Subkutis (phlegmonöses Erysipel). Neben der akut entzündlichen Note mit geringem Juckreiz und Spannungsgefühl geben der anfangs **scharf begrenzte Herdrand** sowie das begleitende Fieber (Schüttelfrost) die wichtigsten Hinweise. Später wird die Begrenzung unregelmäßig zackig oder läuft flammenzungenartig aus. Es besteht im Erythembereich ferner eine deutliche **Ödematisierung**, unter Umständen mit Ausbildung größerer Blasen **(vesikulobullöse Note, Abb. 77).** Es handelt sich um ein »wanderndes« Erythem, da es sich – unter Umgehung von Stirn-Haar-Grenze und Kinnbereich – ständig weiter ausbreitet. Mit dem Abklingen (meist nach etwa 5 Tagen) wird der Farbton bläulich und später – bei gleichzeitiger Desquamation – gelb-bräunlich. Die regionären, hautnahen Lymphknoten sind schmerzhaft angeschwollen. Eintrittspforten für die Erreger sind Schrunden. Das (rezidivierende) **Erysipel** stellt die häufigste **Komplikation ödematöser Zustände** dar.

Den auf den **Abbildungen 78** und **79** wiedergegebenen ziegelroten, druckschmerzhaften Infiltrationen liegen allergische oder parallergisch bedingte, teils granulomatöse Vaskulitiden und granulierende Entzündungen zugrunde, die sich bis in die Subkutis erstrecken und teils mehr knotig, teils mehr flächenhaft als flach kalottenförmige Vorwölbungen palpabel sind. Sie sind an den **Streckseiten der Unterschenkel** (gelegentlich Unterarme) lokalisiert und entsprechen einem **Erythema nodosum.** Differentialdiagnostisch kommt durchaus auch ein tiefkutanes Boeck-Infiltrat oder ein Erythema induratum Bazin in Frage. Das Erythema nodosum kann im Rahmen eines akuten M. Boeck (Löfgren-Syndrom), genausogut jedoch bei Tuberkulose oder einer anderen Grundkrankheit, z.B. bei banalen Strepto- und Staphylokokkeninfektionen oder im Gefolge einer Arzneimitteltherapie (z. B. durch Sulfonamide), auftreten.

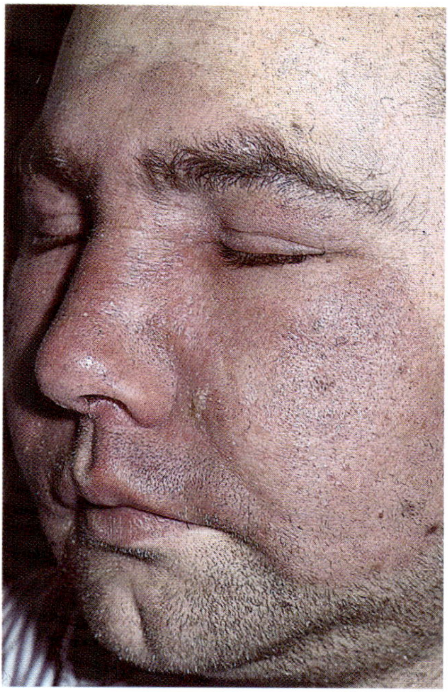
76

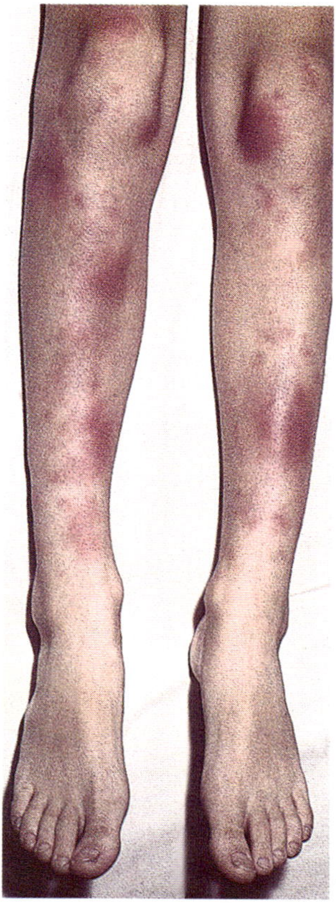
78

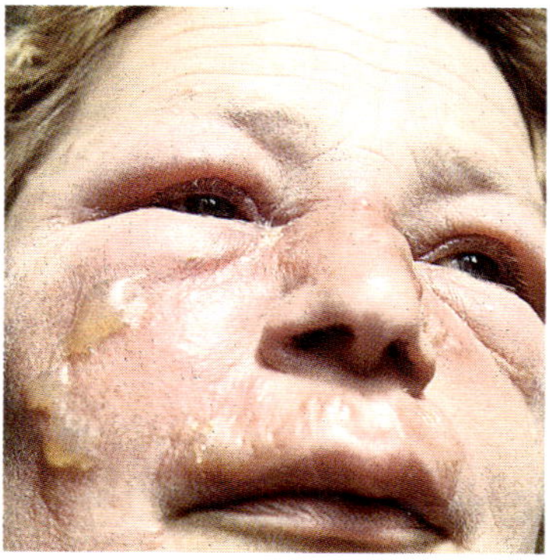
77

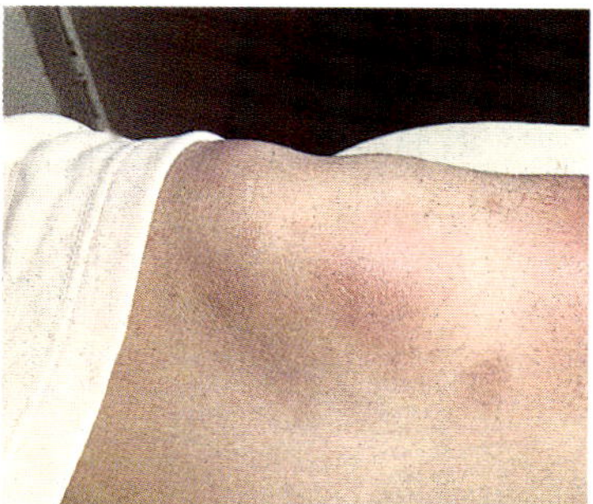
79

Psoriasis vulgaris

Erythematosquamöse Flecke und Papeln kennzeichnen das Bild der **Psoriasis vulgaris**, die in bis zu 10% der Fälle in einem Kollektiv von Psoriasis-Patienten mit einer chronischen Polyarthritis vergesellschaftet ist (**Psoriasis arthropathica**, vgl. S. 118). Diagnostisch hilfreich ist die Feststellung einer familiären Häufung und von exogenen und endogenen Modulationsfaktoren. Die Anordnung der Herde ist meist disseminiert, symmetrisch oder bilateral. **Prädilektionsstellen** sind die **Ellenbogen (Abb. 80 u. 81)**, das **Knie** und der **behaarte Kopf.** Von der Körperoberfläche können wenige Anteile oder – seltener – die Gesamtheit (erythrodermatische Form) befallen sein.

Die **Psoriasis vulgaris** beginnt immer mit kleinen, über Nacht in Erscheinung tretenden Herden, die sich zentrifugal vergrößern und mit anderen Herden zusammenfließen. Die erythematösen Effloreszenzen liegen unter einer gleich großen weißen Schuppendecke, die durch Kratzen ablösbar ist (»Kerzenphänomen«, wachsartige Schuppenpartikel) oder sich durch Berührung mit der Kleidung spontan ablöst. Die Herde jucken nur äußerst selten. Ihre Rückbildung findet durch Nachlassen der Schuppung, Abblassung der ursprünglich hell- bis dunkelroten Farbe und Konsistenzverminderung ohne Narbenbildung statt.

Die **Beteiligung der Nägel** beider Hände **(Abb. 82)** ist zwar kein konstanter Befund bei Psoriasis vulgaris; sie wird aber bei etwa 10% der Psoriatiker beobachtet. Bei der **Psoriasis arthropathica** liegt die Nagelbeteiligung mit 20–40% wesentlich höher. Auf **Abb. 82** sind wesentliche Spielarten der **Psoriasis vulgaris des Nagelbetts** zu sehen: die mehr **distal** lokalisierte, **subunguale Hyperkeratose** mit Ablösung des distalen, gelblich verfärbten Nagelrandes; der mehr **proximal** gelegene, durch die Nagelplatte gelblich-bräunlich durchschimmernde Psoriasisherd, der sog. Ölfleck; der Befall der Nagelmatrix in Gestalt sog. **Tüpfel** oder **Grübchen.**

Differentialdiagnostisch ist an eine Haut- und (zusätzliche!) Nagelmykose (Candida, vgl. S. 126) und manchmal an ein seborrhoisches Ekzem zu denken, oder es stellt sich die Frage einer Erythrodermie anderer Genese, z.B. eines Sézary-Syndroms (vgl. S. 76).

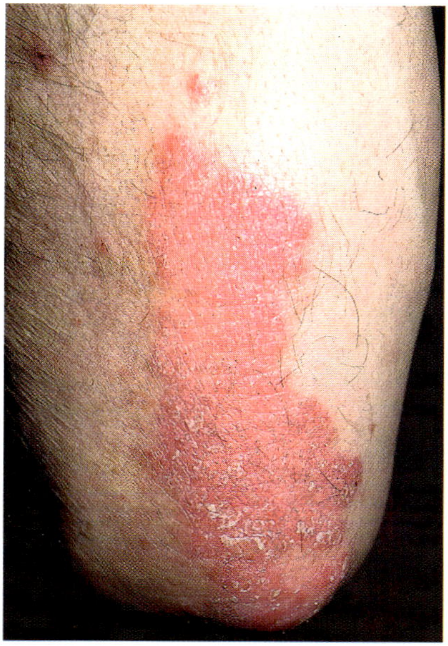
80

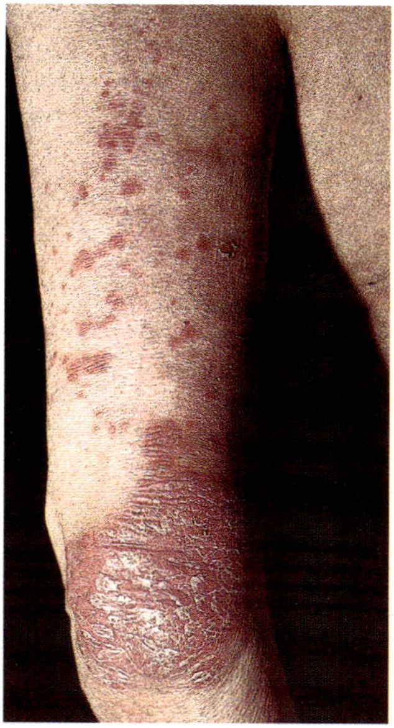
81

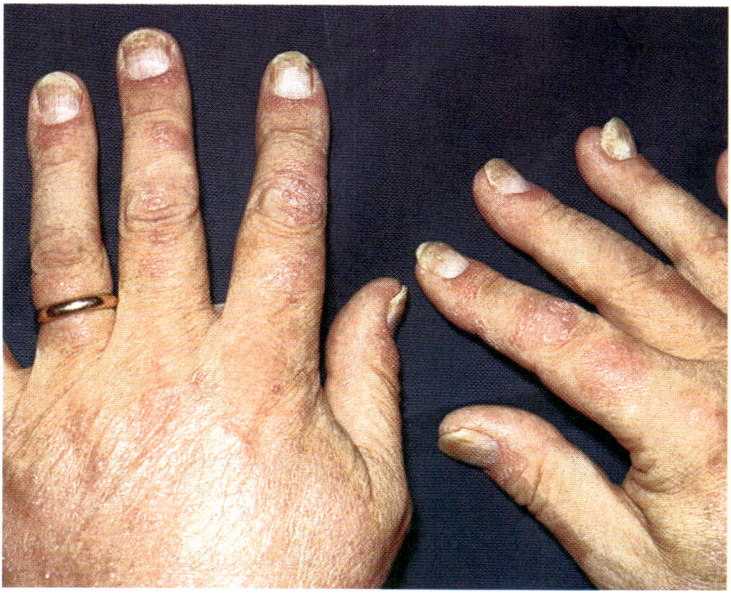
82

Erytheme – Exantheme

Lupus erythematodes visceralis

Beim **Lupus erythematodes (LE)** werden Formen unterschiedlicher Organmanifestationen und Auslösemechanismen unterschieden: Kutane Verlaufsformen ohne systemische Beteiligung wie den subakuten LE mit hoher Inzidenz von HLA-DR3 und den chronischen diskoiden LE, medikamenteninduzierte Formen wie das durch Phenopyrazon-haltige Mittel ausgelöste Pseudo-LE-Syndrom (mit mitochondrialen Antikörpern) und schließlich den nachfolgend abgehandelten akuten oder systemischen LE, den **Lupus erythematodes visceralis** (**Abb. 83–85** u. **Abb. 86**, S. 51).

Wir begegnen dieser Autoimmunkrankheit meist bei Frauen zwischen dem 20. und 40. Lebenjahr. Die Symptomatik ist durch das Zusammentreffen von Gelenkschmerzen, Fieber (Kontinua) und Gewichtsabnahme gekennzeichnet, wobei der chronisch intermittierende Verlauf akute Schubaktivitäten zeigt, die mit spontanen Remissionen abwechseln. Der **Ausschlag**, der insgesamt an ein Arzneimittelexanthem erinnern kann, entwickelt sich häufig zunächst **symmetrisch** an lichtempfindlichen Stellen: im **Nasen- und Wangenbereich.** Die unmittelbare **Umgebung der Augen zeigt** nur **selten Erosionen** wie auf **Abb. 84.** Der **Farbton** der Erytheme ist **ziegelrot** bis **bläulichrot.** Hinsichtlich der Herdanordnung im Gesicht ist die **»Schmetterlingsform«** didaktisch immer wieder betont worden. Sie wird besonders deutlich, wenn größere zusammenhängende Bezirke erkrankt sind **(Abb. 83)**. In anderen Fällen dominiert auch im Gesicht die kleinfleckige Herdbeschaffenheit, wobei es zur Konfluenz der Herde kommen kann (**Abb. 86**, S. 51). Im Bereich der Erytheme werden punktförmige Blutungen beobachtet. In typischen Fällen werden beim LE visceralis ferner die **distalen Extremitäten** befallen **(Abb. 85). Atrophie** und **Keratose** der Erytheme sind beim systemischen LE im Vergleich zur chronischen diskoiden Form nur angedeutet. Die Beteiligung innerer Organe (am häufigsten als atypische verruköse Endokarditis vom Typ Kaposi-Libman-Sacks, Polyserositis, nichtdeformierende Polyarthritis, Nephritis, Leuko- und Thrombopenie), vor allem aber der Nachweis des LE-Zell-Phänomens bzw. nukleärer (ANA) und DNS-Antikörper bestätigen die Diagnose.

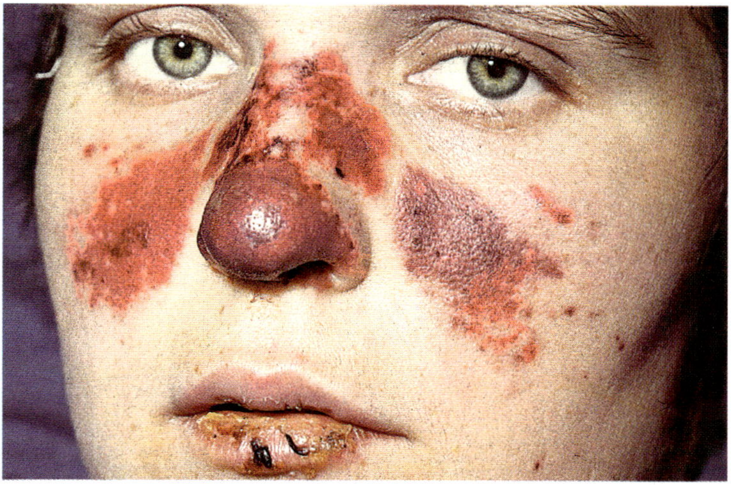

83

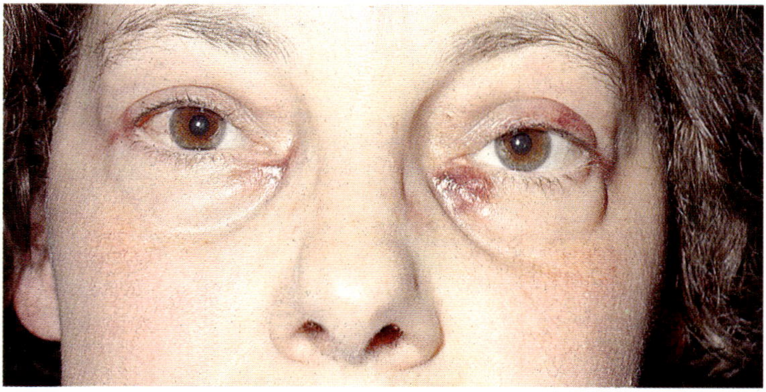

84

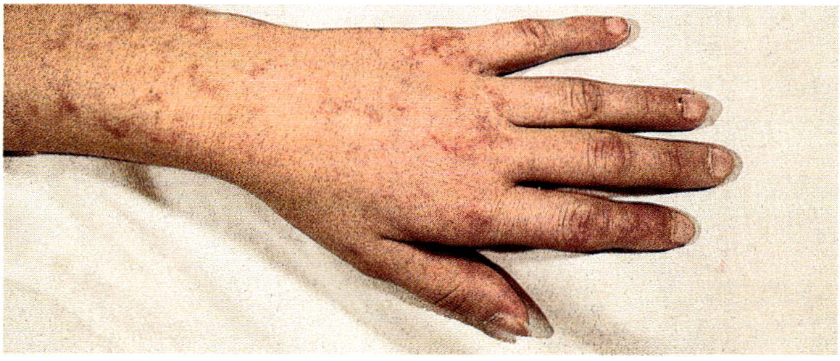

85

Erytheme – Exantheme

Lupus erythematodes visceralis, Dermatomyositis

Beim systemischen, mit inneren Krankheitserscheinungen korrelierten **Erythematodes** sind neben den diffusen Herden fast immer auch **kleinfleckigere Veränderungen** vorhanden, wie sie z. B. **Abb. 86** im **Stirnbereich**, in den **Augenbrauen-Schläfen-Regionen** oder im **Nasen-** und **Wangenbereich** zeigt. Die unscharf begrenzten, leicht keratotischen Erytheme können ödematös und makulo**papulös** sein **(Stirnbereich: Abb. 86).** In der Regel ist die unmittelbare Augenumgebung ausgespart (beim Patienten auf **Abb. 86** ist dies nur andeutungsweise der Fall), ein wichtiges Differentialdiagnostikum gegenüber der Dermatomyositis.

Bei der Dermatomyositis **(Abb. 87–89)**, einer ebenfalls in die Kategorie der sog. Kollagenosen eingereihten Erkrankung, weist das charakteristische **Erythem** in der Regel einen ausgesprochen **weinroten** Farbton und fast stets eine stärkere **ödematöse** Note auf. Das Leiden kann als ein fieberhaft-entzündliches oder auch septisches Krankheitsbild in Erscheinung treten oder schleichend-unauffällig entstehen. Über den schmerzhaft befallenen Muskelgruppen, z. B. am Rumpf oder an den Extremitäten, entwickelt sich bald ein **Ödem des Unterhautgewebes.** Dieses kann **im Bereich der Augenlider** sehr ausgeprägt sein, wie bei der Patientin auf **Abb. 88** (trauriger und **weinerlicher Gesichtsausdruck**).

Die anfänglich hellroten, später mehr **lividen Erytheme** zeigen sich bevorzugt im Gesicht, vornehmlich an **Augenlidern** bzw. der **Periorbitalregion (Abb. 87).** Die weitere Erythemausbreitung erstreckt sich pelerinenförmig über Schultern, Oberarme, Brustbein und Nackenbereich **(kraniokaudaler Ausbreitungstyp, Abb. 89).** Die **Rötung** ist bei der **Dermatomyositis** öfter als beim LE **flächenhaft** über größere Areale ausgebildet **(Abb. 89).** Darüber hinaus neigt die weitere Erythementwicklung mehr als beim LE zur Ausbildung des Vollbildes einer Poikilodermie. Dabei erscheinen die ödematösen Erytheme im Verlauf bald teleangiektatisch durchsetzt. An den distalen Fingerstreckseiten findet man nicht selten porzellanfarbene Atrophien von etwa Linsengröße (Gottron-Heucksche Flecke). Es besteht eine hohe Korrelation mit malignen Tumoren.

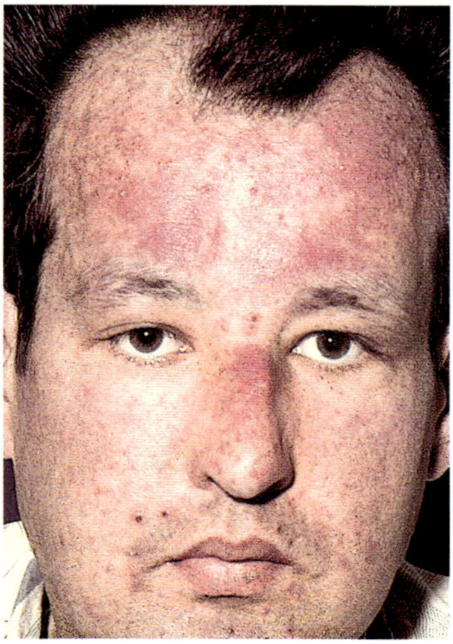

86

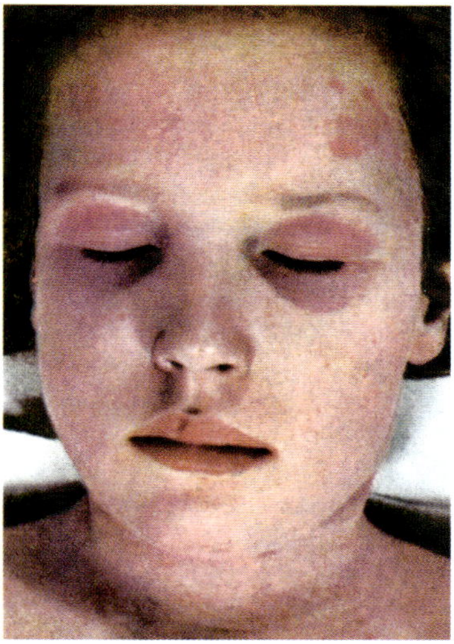

87

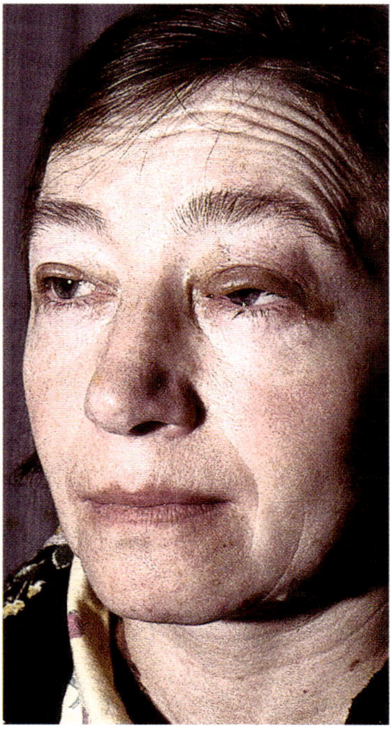

88

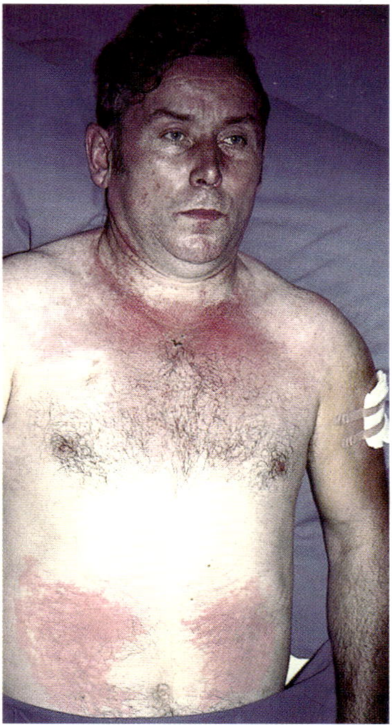

89

Hämophilie A

Die **hämorrhagischen Diathesen** werden in drei Gruppen – Koagulopathien, Thrombopathien und Vasopathien – eingeteilt. Das Blutungsübel kann allerdings manchmal durch das Zusammenwirken mehrerer pathogenetischer Faktoren ausgelöst werden. Zur Typisierung tragen die Lokalisation der Blutung und der Blutungstyp sowie Hinweise auf Grundkrankheiten, wie Leukämien und Lebererkrankungen, und Angaben zur Familienanamnese und Einnahme von Medikamenten, wie z. B. Cumarine, bei.

Bei den Störungen der plasmatischen Gerinnungsfaktoren, den **Koagulopathien**, entwickeln sich schon seit dem Kindesalter infolge relativ harmloser Verletzungen in der Regel **flächenhafte Blutungen** (Ekchymosen der Haut, intramuskuläre Hämatome, viszerale Blutungen und Gelenkblutungen). Bei den **hereditären Formen** ist meist ein einzelner Faktor des Gerinnungssystems qualitativ verändert oder quantitativ vermindert. **Hämophilie A** und **B** sowie die v. Willebrand-Jürgenssche Erkrankung (Angiohämophilie) machen 80–85% aller hereditären Koagulopathien aus. Hämophilie A (Faktor-VIII-Mangel) und Hämophilie B (Faktor-IX-Mangel) grenzen sich klinisch kaum voneinander ab. Die **Abbildungen 90–92** gehören zur Hämophilie A. Das Hämatom des linksseitigen intraorbitalen Subkutis- und Lidbereiches **(Abb. 90)** ist durch seine Einseitigkeit und sein schwerpunktmäßiges Absinken in tiefere Wangenregionen gekennzeichnet. **Abbildung 91** zeigt den Zustand 3 Wochen nach einem **intraglossalen Hämatom**. Das Zungenhämatom ist jetzt **fast völlig resorbiert.**

Sowohl bei der Hämophilie A – der klassischen X-chromosomal rezessiv vererbten Bluterkrankheit mit einer Häufigkeit von 1:10000 der Gesamtbevölkerung – als auch bei der selteneren Hämophilie B (Häufigkeit ca. 1:100000) kommt es zu Blutungen in die Gelenkhöhlen, vor allem die der Knie **(Abb. 92)**. Bei der klinischen Untersuchung imponiert das akute Blutergelenk wie ein Gelenkerguß. Infolge der häufig rezidivierenden Gelenkblutungen entwickelt sich schließlich das **chronische Blutergelenk** mit partieller oder sogar völliger Versteifung und sekundär arthrotischen Veränderungen.

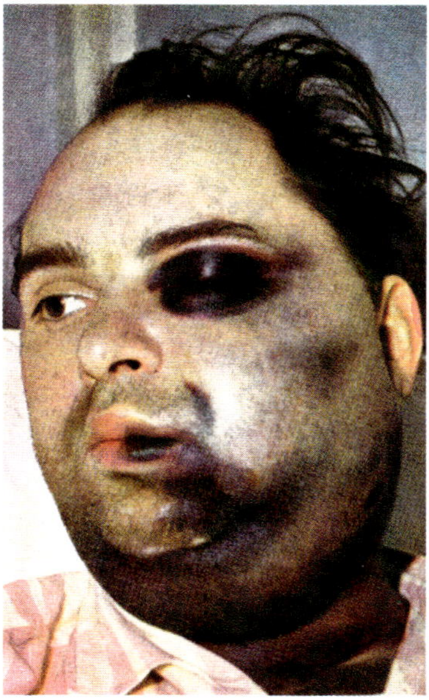
90

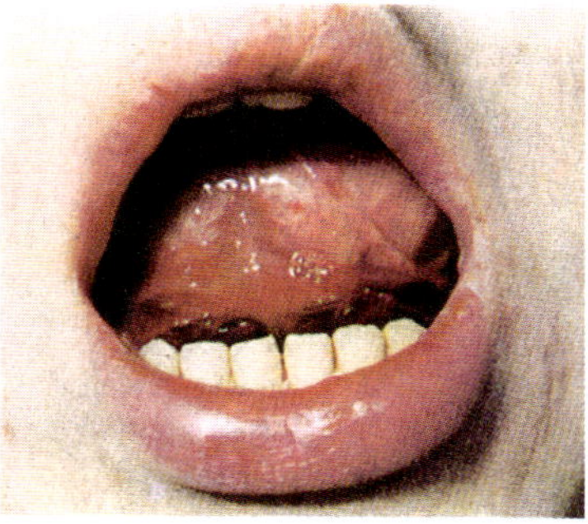
91

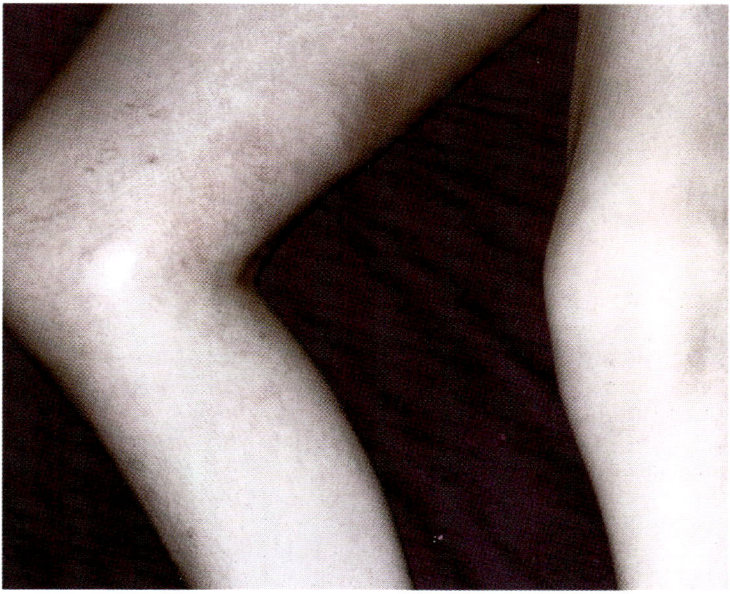
92

Blutungen bei Antikoagulantientherapie und Thrombozytopenien; Brillenhämatom

Bei den **erworbenen Formen der Koagulopathie** handelt es sich meist um die Verminderung verschiedener Faktoren im Rahmen von chronischen Hepatopathien und chemischen Leberschädigungen (hepatozelluläre Synthesestörungen, Benzolvergiftung), Vitamin-K-Mangelzuständen (bei Malabsorptionssyndromen und massiver Reduktion der Darmflora, z.B. infolge Darmsterilisation), Antikoagulantientherapie (mit Cumarinen und Heparin) sowie Fibrinogen-Mangelzuständen, z.B. bei disseminierter intravasaler Gerinnung (Verbrauchskoagulopathie).

Abbildung 93 zeigt **ausgedehnte** flächenhafte **Blutungen**, die **unter** der **Behandlung mit Antikoagulantien** aufgetreten sind (Hämatom der **Glutealregion** nach intramuskulärer Injektion). Gleichzeitig bestehen gegebenenfalls Hämaturie, Epistaxis oder Blutungen aus den Gefäßen des Plexus haemorrhoidalis durch das Absetzen harter Kotballen. Seltener sind unter dieser Therapie Hämatemesis, Melaena, Menorrhagien und Enzephalorrhagien. Allerdings muß bei entsprechenden Grundleiden (Ulcus ventriculi, Darmpolyposis) die Stuhlfarbe inspiziert werden.

Flächenhafte Ekchymosen, Suffusionen oder Hämatome der Haut finden sich auch bei schwerer **Thrombopenie**, z. B. bei Panmyelopathie oder Leukose. Die **Abbildungen 94** und **95** demonstrieren Hämatome im Bereich der intraorbitalen Subkutis und Lider. Bei der Patientin auf Abb. 94 mit akuter myeloischer Leukämie bestehen außerdem zusätzlich in anderen Körperregionen lokalisierte diskrete (petechiale) Hautblutungen. Die Patientin ist kurze Zeit darauf an einer intrazerebralen Blutung verstorben.

Beim Patienten auf **Abb. 95** sind die Veränderungen auf die abgebildeten Gesichtsbereiche beschränkt, ebenfalls mit symmetrischer Verteilung. Es besteht keine Thrombopenie. Es handelt sich um ein sog. **Brillenhämatom** als Zustand nach **vorderer Schädelbasisfraktur.** Typisch ist neben der Symmetrie, die es von dem vorseitig gezeigten einseitigen Hämatom bei Hämophilie A unterscheidet (vgl. **Abb. 90**, S. 53), die **Lokalisation** vor allem **an der Innenseite** der Lider und die halbringförmige oder runde Gestaltung.

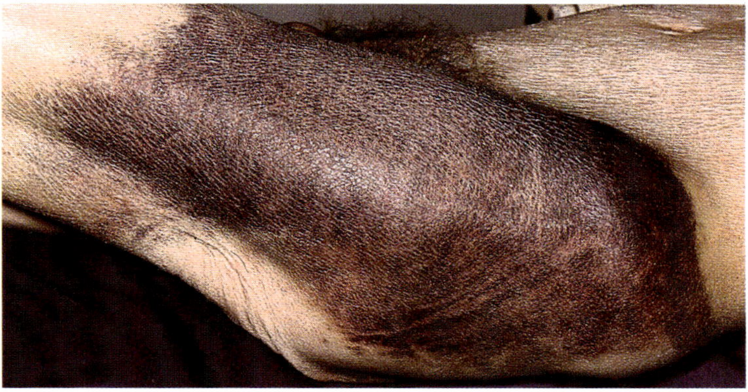

93

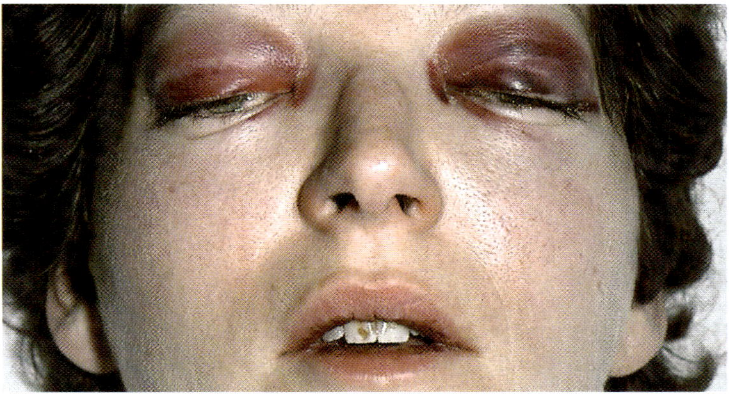

94

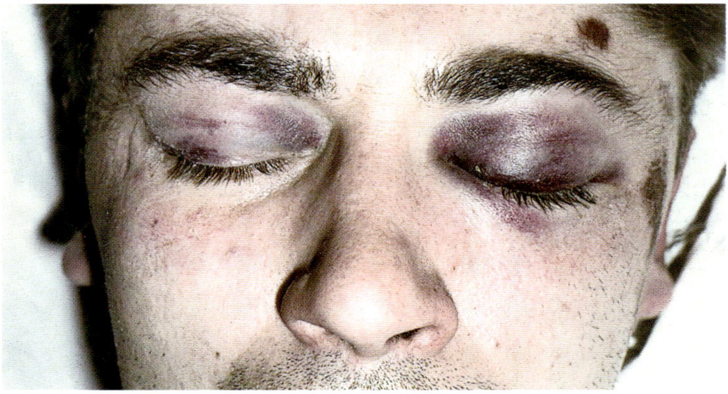

95

Hämorrhagische Diathesen

Blutungen bei Thrombozytopenien und Vasopathien

Abbildung 96 gehört zu einer **Panmyelopathie** (Hypo- oder Aplasie des Knochenmarks). Sie könnte genausogut von einer akuten Leukose stammen. Die starke Blässe ist Ausdruck der erheblichen Anämie. Als Folge des **Thrombozytenmangels** ist es zu **Hautblutungen** gekommen. Charakteristisch für die fortgeschrittene Thrombopenie sind kleine flohstichartige Petechien (Purpura) im Wechsel mit etwas **größeren Blutungsherden.** Die Veränderungen sind denen der **idiopathischen thrombozytopenischen Purpura Werlhof (Abb. 97)** ähnlich.

Im Gegensatz zur Koagulopathie kommt es nach Läsionen bei Thrombopenie in der Regel sofort zum Auftreten einer Blutung, die bei genügend langer Kompression unter Umständen erfolgreich gestillt werden kann. Spontanblutungen werden in der Regel bei Thrombozytenzahlen unter 30000/µl beobachtet **(Abb. 96).** Die peripheren Thrombozytenzahlen liegen bei der chronischen **idiopathischen thrombozytopenischen Purpura Werlhof (Abb. 97)** zwischen 10000 und 70000/µl. Bevorzugter Sitz der Purpura ist der Unterschenkel. Der M. Werlhof zeigt eine deutliche Gynäkotropie und beginnt oft schleichend vor dem 20. Lebensjahr. Eine gesicherte Beziehung zu Infekten, bei denen erworbene Plättchenproduktionsstörungen vorkommen können, zu einer Medikamenteneinnahme oder Allergenexposition kann nicht eruiert werden. Es besteht eine nur geringe spontane Remissionstendenz.

Seltene Syndrome mit Thrombozytopenie sind die thrombotisch-thrombozytopenische Purpura und das hämolytisch-urämische Syndrom. Bei einer Reihe von hereditären und erworbenen Zuständen können Funktionsstörungen der Thrombozyten zu einer Blutungsneigung führen: Dysproteinämien, chemische Noxen, die Thrombasthenie Glanzmann und das Wiskott-Aldrich-Syndrom.

Petechien werden differentialdiagnostisch als **thrombozytäre (Abb. 96 u. 97)** oder **vaskuläre Störung** gewertet **(Abb. 99, Purpura Schönlein)** und durch den **Rumpel-Leede-Test** (**Abb. 98**, nach fünfminütiger mäßiger Stauung) erfaßt.

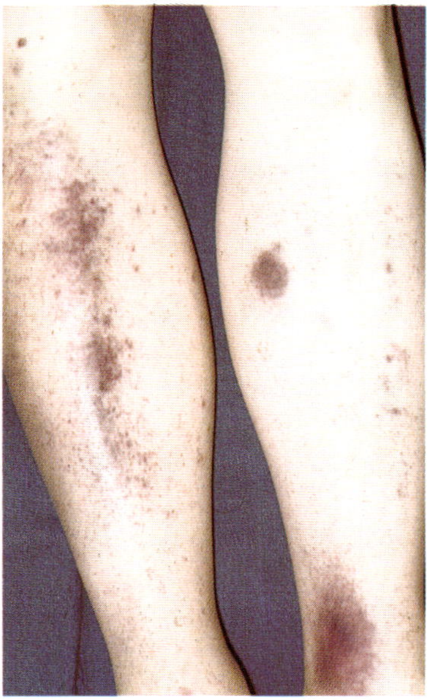

96

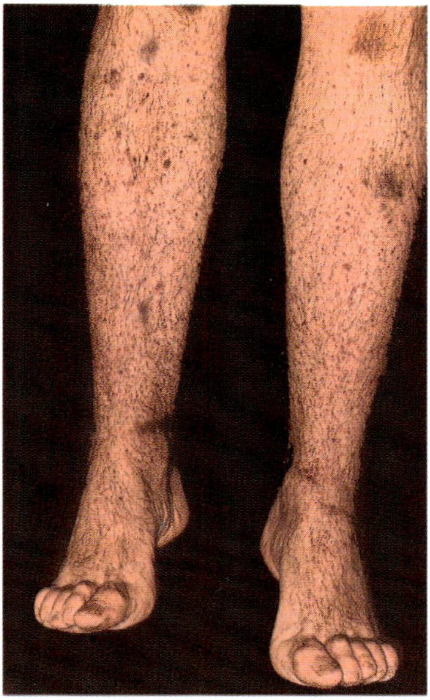

97

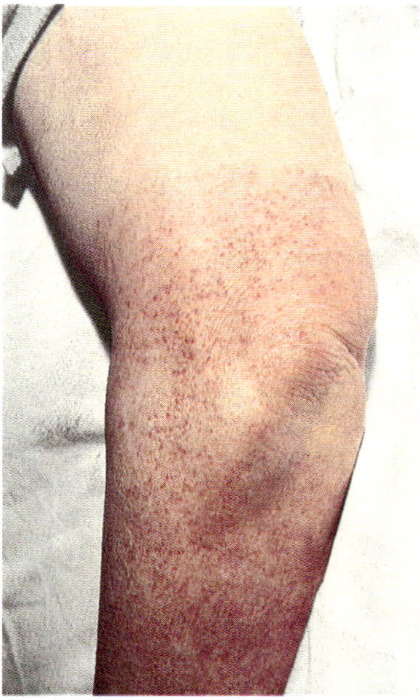

98

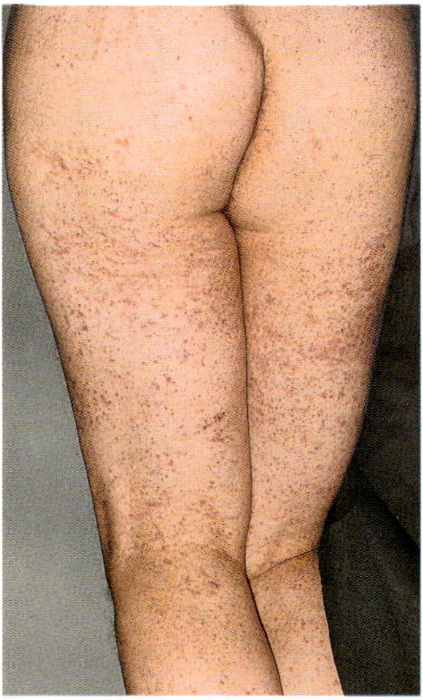

99

Hämorrhagische Diathesen

Blutungen bei Vasopathien

Bei den **Vasopathien** bzw. hämorrhagischen Diathesen infolge Veränderungen der Gefäßwand (z.B. Purpura Schönlein, Skorbut, Purpura anularis teleangiectodes atrophicans Majocchi, Teleangiectasia hereditaria Rendu-Osler) haben wir es **fast ausschließlich** mit **punktförmigen** Petechien zu tun. Lebensbedrohliche Blutungsperioden sind – abgesehen von schweren Blutungen bei Darmmanifestation des **M. Rendu-Osler** – selten.

Die Blutungsherde der vorseitig gezeigten **anaphylaktoiden Purpura Schönlein** (**Abb. 99**, S. 57) sind leicht erhaben; die Blutaustritte erfolgen innerhalb von urtikariellen Erythemen. Die exsudative Note des frischen Schubes kann sehr eindrucksvoll sein. **Bevorzugte Lokalisation** sind die **Unterschenkel**. Der gleichzeitige Befall von Rumpf, Armen und Gesicht kommt vor. Es handelt sich um eine hyperergische Kapillarstörung im Rahmen eines infektionsallergischen Geschehens oder um eine Arzneimittelüberempfindlichkeit. Bei den vornehmlich jüngeren Patienten bestehen neben Fieber und Gelenkschwellungen als Folge von Blutungen im Darmschleimhautbereich auch häufig kolikartige Bauchschmerzen (Typ Schönlein-Henoch).

Bei Kindern und Jugendlichen, seltener bei Erwachsenen, tritt bei der **Meningokokkensepsis** in etwa drei Viertel der Fälle eine Kombination **von Purpura** und **makulopapulösem Exanthem** auf **(Abb. 101).** Bei ihrem fulminanten Verlauf – dem **Waterhouse-Friderichsen-Syndrom** – kommt es zu konfluierenden Hautblutungen. **Infektionstoxische Purpura-Formen** zeichnen sich durch die **intrafokalen Punktblutungen** aus **(Abb. 100).** Bei der subakuten **bakteriellen Endokarditis** finden sich **infizierte Mikroembolien der Haut** und Schleimhäute (Oslersche Knötchen bzw. Janewaysche Flecke, **Abb. 102**).

Die Erhöhung der Permeabilität der Blutgefäßwand kann auch bei **Purpura senilis** zum Zusammenfließen der Petechien zu flächenförmigen Ekchymosen führen (Unterarm-Streckseite, **Abb. 103**). Es imponieren bizarr ausgezackte, **düster bläulichrote Sugillate** auf glatter, atrophischer und faltiger Haut.

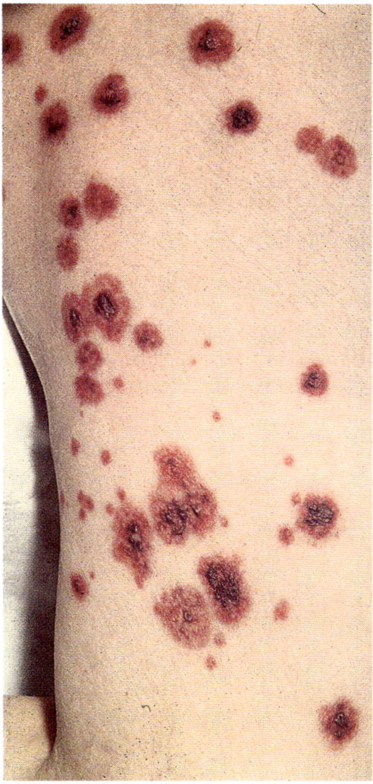
100

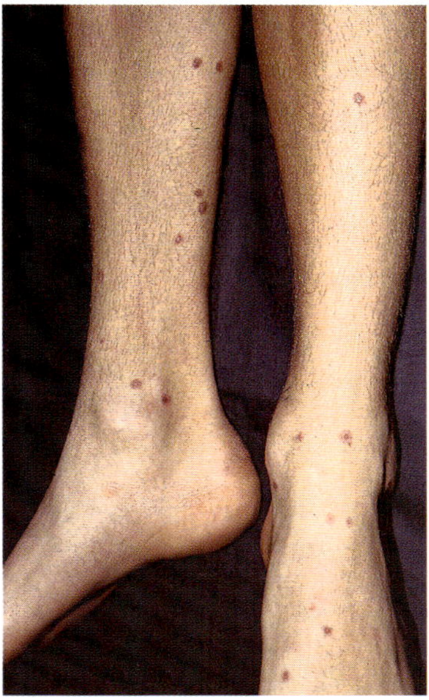
101

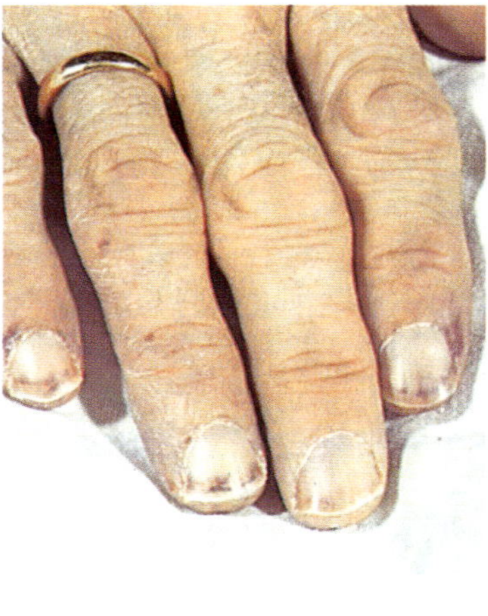
102

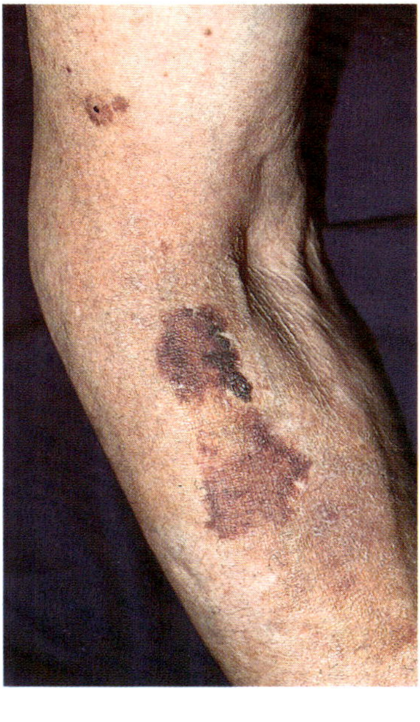
103

Hämorrhagische Diathesen, Hämangiome

Teleangiectasia hereditaria haemorrhagica Rendu-Osler, Hämangioma simplex

Bei den hereditären Vasopathien ist die **Teleangiectasia hereditaria haemorrhagica Rendu-Osler** durch primär angiomartige und Naevus-araneus-(Spider-Nävus-)förmige Effloreszenzen charakterisiert. Das Leiden manifestiert sich erst im späteren Lebensalter, meist im 3. Dezennium. Neben selteneren Blutungsperioden aus sichtbaren Bereichen **(Gesicht, Lippen, Abb. 104; Zunge, Abb. 105)** treten auch Blutungen aus Nase und inneren Organen (tiefere Atemwege, Magen und Darm, Nierenbecken und Blase, Genitale) auf. Die blutigroten Herdchen springen häufig knopfförmig aus der Haut hervor. Die differentialdiagnostische Abgrenzung der Veränderungen von multiplen Spider-Nävi bei Leberkrankheiten (vgl. S. 16), multiplen Angiomata senilia sowie z. B. teleangiektatischen Veränderungen bei Sklerodermie macht in der Regel keine Schwierigkeit. Schleimhautbeteiligung und Hämorrhagie fehlen allerdings bei den senilen Angiomen.

Die **Abbildungen 106** und **107** zeigen **Hämangiome**, die als Angioblastome histogenetisch teils als echte Blutgefäßgeschwülste, teils als dysontogenetische Mißbildungen aufzufassen sind. Bei **Abb. 106** und **107** handelt es sich um einen **Naevus flammeus** im Ausbreitungsgebiet des 1. und 2. Astes des N. trigeminus. Das Feuermal ist meist bereits bei der Geburt vorhanden und vorzugsweise im Gesicht, im Bereich der Nackenhaargrenze (sog. Storchenbiß), der Gliedmaßen oder des Gesäßes lokalisiert. Im Gegensatz zum Haemangioma cavernosum, das über die Haut vorgewölbt oder in diese tief eingelagert und von mehr blauroter oder grauer bis graublauer Farbe ist, imponiert dieser im Hautniveau liegende, oberflächliche kapilläre Gefäßnävus als hellroter oder rotweinfarbener, blauroter und unregelmäßig begrenzter Hautbezirk mit oft flammenden Ausläufern.

Die Kombination mit kongenitalen angiomatösen Mißbildungen des Hirns mit zentralnervöser Symptomatik wird als Sturge-Weber-Syndrom, mit umschriebenem partiellen Gigantismus von Weichteilen und Knochen als Klippel-Trenaunay-Syndrom bezeichnet.

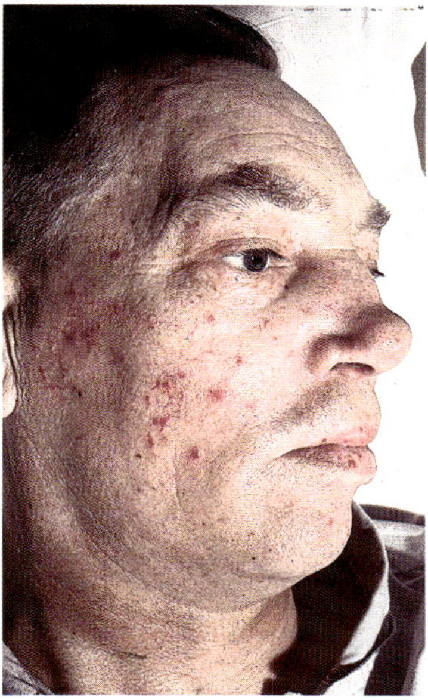

104

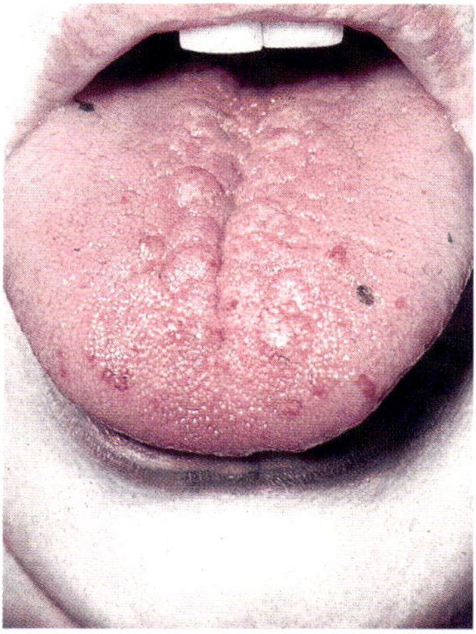

105

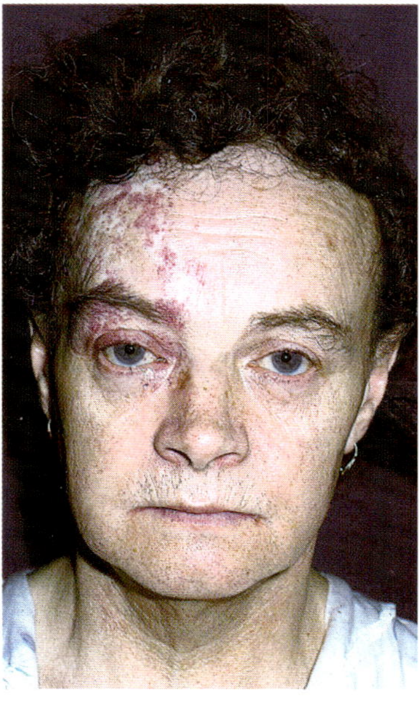

106

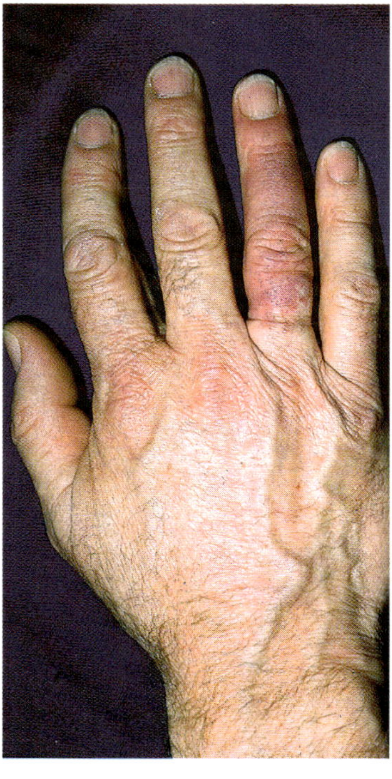

107

Durchblutungsstörungen

Raynaud-Syndrom, chronische Kälteagglutininkrankheit, obliterierende Atherosklerose

Durchblutungsstörungen – im Rahmen von Erkrankungen der Arterien und Venen - entstehen nicht allein auf organischer Grundlage. Für die **funktionellen Gefäßerkrankungen** gibt **Abb. 108** die für das **primäre**, vasospastische **Raynaud-Syndrom** typischen »Leichenfinger« oder Digiti mortui wieder. Es handelt sich meist um Frauen. **Digiti mortui** treten aber auch im Rahmen des neurovaskulären Syndroms bei Schultergürtelaffektionen auf. Ähnliche Erscheinungen des intermittierenden Gefäßverschlusses finden sich gelegentlich bei organischen Gefäßkrankheiten (Atherosklerose, Thrombangiitis obliterans) und auch bei diffuser progressiver Sklerodermie im Anfangsstadium (vgl. S. 74).

Eine **Gangrän** auf rein funktioneller, vasospastischer Basis kommt praktisch nicht vor, so daß bei derartigen Erscheinungen die **chronische idiopathische Kälteagglutininkrankheit (Abb. 109)** sowie der Ergotismus und die Kryoglobulinämie erörtert werden müssen. Zur Gangrän der Nase sowie von Anteilen der Ohrmuscheln war es im Anschluß an eine längere Kälteexposition gekommen.

Die **Gangränbildung** sehen wir gewöhnlich im stark fortgeschrittenen Stadium **arterieller Verschlußkrankheiten**, in dem der Gewebstod eintritt. Die Prozesse, die zu einer **organischen Stenose** oder **Obliteration** einer Arterie führen, umfassen z.B. die **Atherosklerose** (**Abb. 110** u. **111**), die Thrombangiitis obliterans (**Abb. 115**, S. 67) und die arterielle Embolie (**Abb. 117** u. **118**, S. 67). Bei der arteriosklerotischen Verschlußkrankheit finden wir die stadienabhängigen Symptome wie Blässe, Kühle, Claudicatio intermittens, Ruheschmerz, Störungen des Nagelwachstums (z.B. Beausche Querfurchen, **Abb. 232**, S. 127), **Hautabschilferung (Abb. 110)** und einseitige Mykosen im Bereich der betroffenen Extremitäten. **Zyanotische Verfärbung (Abb. 110)** im Bereich der Zehen leitet zum stark fortgeschrittenen Stadium über. Sie kann allerdings auch Ausdruck einer gleichzeitig bestehenden Herzinsuffizienz sein. Bei **Abb. 110** weist das **Ödem** des befallenen Gliedes auf eine gleichzeitige tiefe **Beinvenenthrombose** hin.

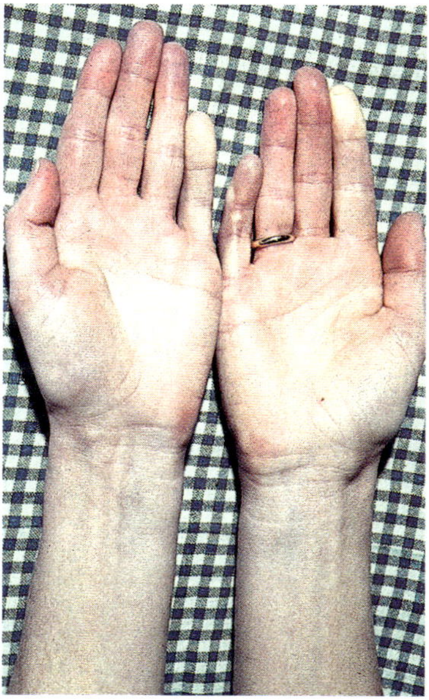
108

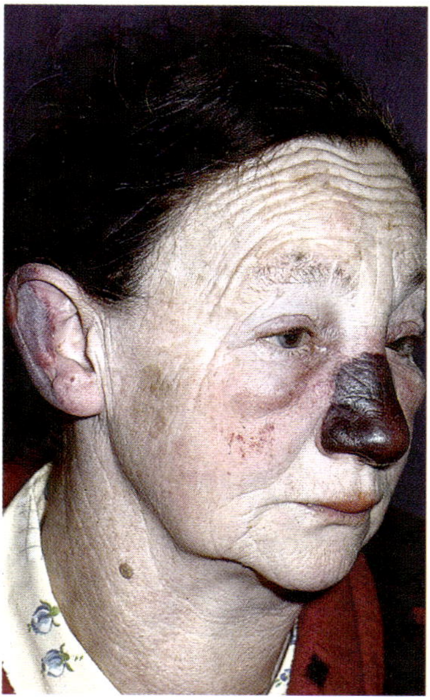
109

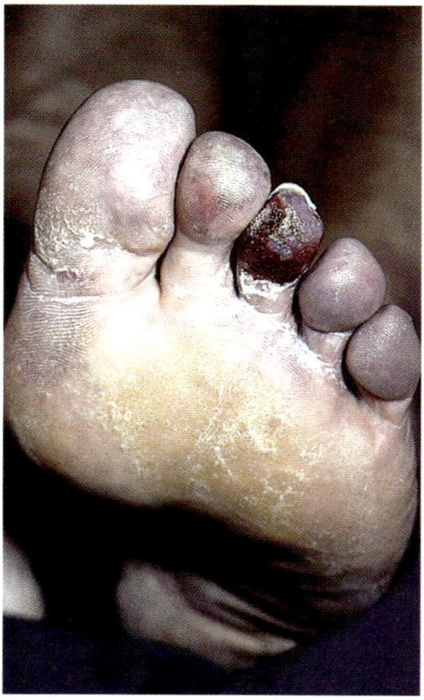
110

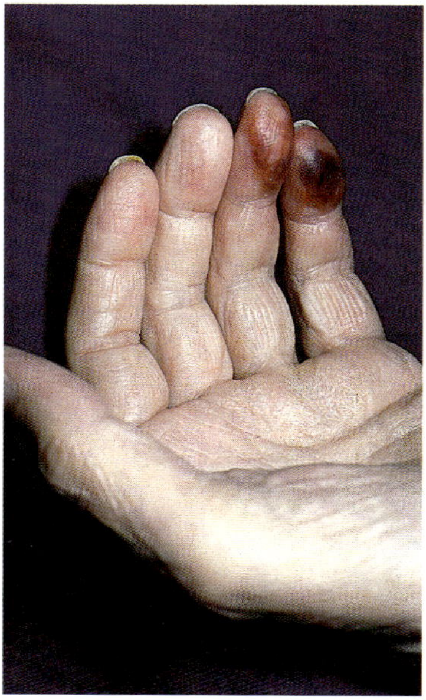
111

Obliterierende Atherosklerose; »der diabetische Fuß«

Die folgenden Abbildungen zeigen Durchblutungsstörungen, wie sie bei ausgedehnter **atherosklerotischer Gangrän** ohne **(Abb. 112)** und mit bestehendem **Diabetes mellitus** (**Abb. 113** u. **114**) beobachtet werden. Die auf **Abb. 112** sichtbaren Hautblutungen im Sinne einer **Purpura senilis** unterstützen im übrigen die arteriosklerotische Genese der Durchblutungsstörung. Sobald der Gewebstod eingetreten ist, verfärbt sich das Gewebe und erhält schließlich eine schwarze Farbe. Die trockene Gangrän wird zu einer feuchten Gangrän, wenn das abgestorbene Gewebe infiziert ist. Die Demarkationslinie zum erhaltenen Gewebe ist durch ein **Erythem** gekennzeichnet (**Abb. 113**, **115**, S. 67, u. **Abb. 119**, S. 69).

Die **Gangrän** ist eine gefürchtete Spätkomplikation der Zuckerkrankheit, die selbst eine Disposition zur Arteriosklerose darstellt. Die **erythematöse Demarkationslinie** ist proximal des Herdes gut sichtbar. Eine Gangrän ist bei Diabetikern in 70% der Fälle im Bereich der Füße lokalisiert; sie wird jedoch bei Nichtdiabetikern nur in 20% im Fußbereich beobachtet. An der Entstehung des »**diabetischen Fußes**« sind neben der Arteriosklerose Faktoren wie Nikotinabusus, Hyperlipidämie und Hypertonie beteiligt. Als primäre Ursache muß jedoch die Neuropathie als Hauptrisikofaktor für solche Fußläsionen angesehen werden. Bei diabetischer Polyneuropathie können Claudicatio intermittens und Ruheschmerz fehlen.

Dem auf **Abb. 114** abgebildeten **Malum perforans pedis**, einer im Zusammenhang mit den Spätkomplikationen stehenden Läsion, geht häufig ein umschriebenes sukkulentes Ödem, gefolgt von einer örtlichen Schwielenbildung, voraus. Der Patient hatte wegen des Sensibilitätsverlustes diese Läsionen zu spät wahrgenommen und war weiter herumgelaufen, so daß sich der tief penetrierende und in den Bereich der knöchernen Phalanx reichende Defekt bilden konnte. Bereits früher war die **Großzehe** links wegen einer Zehengangrän **amputiert** worden.

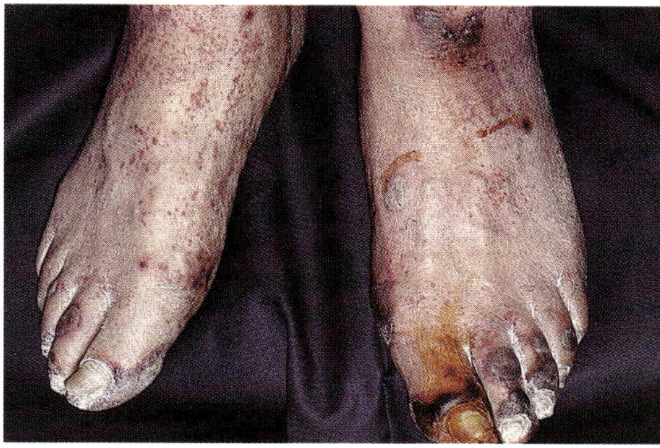

112

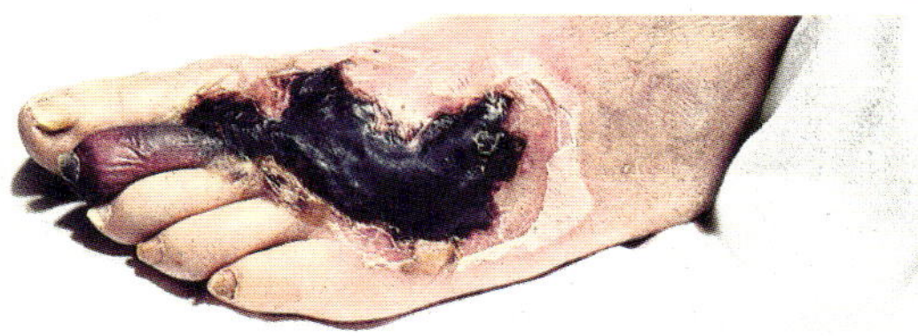

113

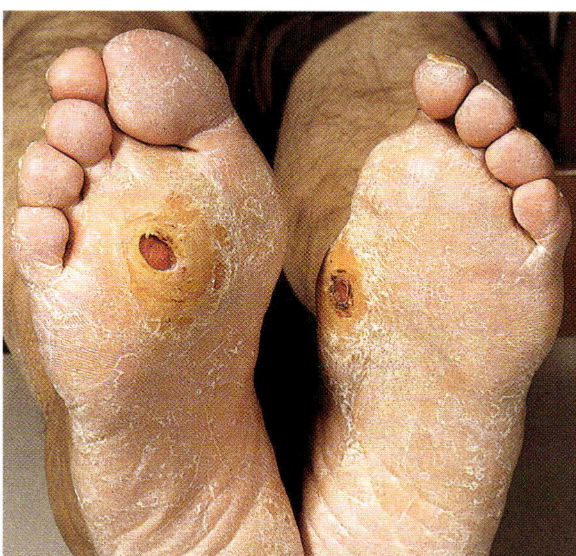

114

Thrombangiitis obliterans, Temporalarteriitis, arterielle Embolie

Von der **Thrombangiitis obliterans v. Winiwarter-Buerger (Abb. 115)** sind fast ausschließlich Männer betroffen, und zwar vornehmlich im Alter zwischen 40 und 55 Jahren. Das Fehlen des peripheren Pulses, die fehlende Cholesterinerhöhung, begleitende oder vorausgehende Phlebitiden und die Lokalisation – obere Extremität, akraler Typ – sprechen für einen M. v. Winiwarter-Buerger. Die **erythematöse Demarkationslinie** proximal des nekrotisierenden Herdes ist auch hier zu dokumentieren. Obgleich die Durchblutungsstörung auf den unmittelbaren Bereich des Fingers beschränkt war, wurden die fast unerträglichen Schmerzen in der ganzen Hand empfunden.

Differentialdiagnostisch sind bei Durchblutungsstörungen außer an die Atherosklerose an Verschlüsse bei Kollagenkrankheiten, iatrogen hervorgerufene arterielle Durchblutungsstörungen und die Mediasklerose, z. B. beim Diabetes mellitus, zu denken.

Die auf **Abb. 116** wiedergegebene **Riesenzellarteriitis** gehört zu den Panangiitiden; sie tritt als Polymyalgia rheumatica oder als **Temporalarteriitis Horton-Magath-Brown** auf. Nach vorausgehenden Allgemeinbeschwerden wie Müdigkeit, Muskel- und Gelenkbeschwerden, subfebrilen Temperaturen und Kopfschmerzen fällt erst nach Tagen oder Wochen die meist **einseitige** erhebliche Verdickung der meist geschlängelten, **druckschmerzhaften** und **pulslosen Schläfenarterien** ins Auge. Gefürchtet sind die Optikomalazie und der Befall der Hirngefäße. Die Sterblichkeit beträgt etwa 10%; Remissionen kommen vor.

Abbildung 117 zeigt einen Zustand etwa 14 Tage nach **arterieller Embolie** mit **Gangrän** der **Großzehe infolge Verschlusses** der **A. dorsalis pedis.** Als Ursprungsort eines Embolus kommen u. a. wandständige Thromben im Bereich arteriosklerotisch veränderter größerer Gefäßstämme, Thromben im linken Vorhof, hier vor allem bei der Mitralstenose, und Thromben im linken Herzen bei Herzinfarkt in Frage (auf **Abb. 118** mit **Verschluß der A. poplitea** rechts). Die **blasigen Abhebungen** lassen hier auf die relative Frische des vorausgegangenen Ereignisses schließen.

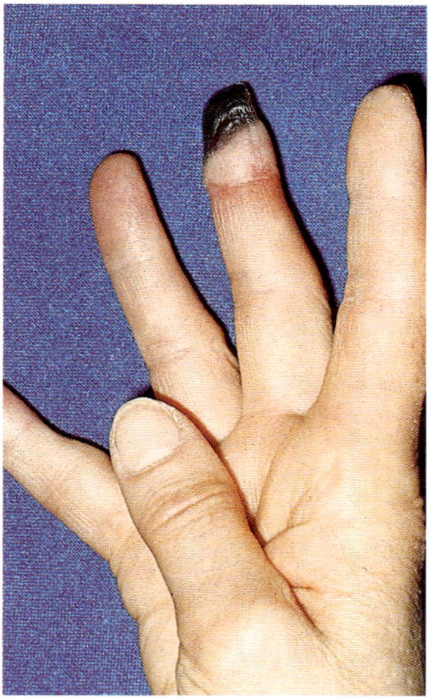

115

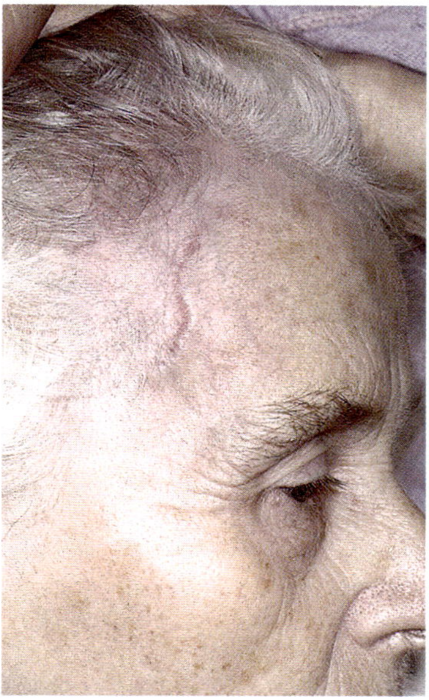

116

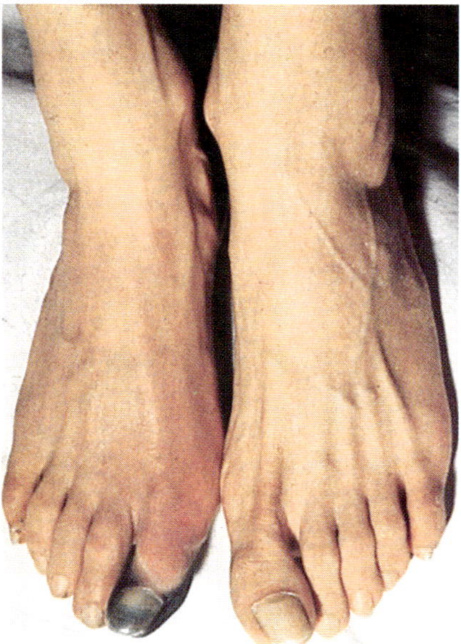

117

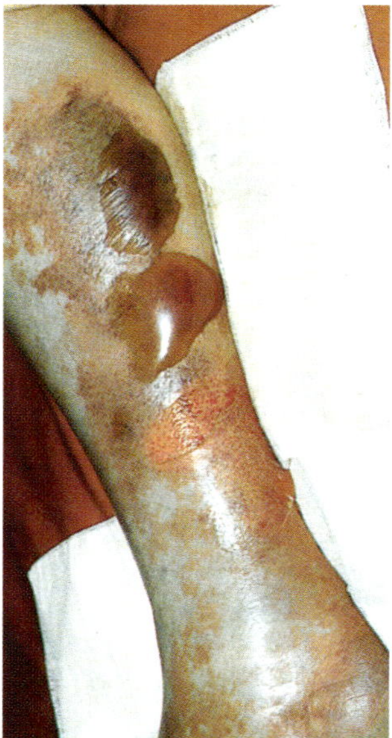

118

Durchblutungsstörungen

Erfrierung, Verbrennung, Beinulzera

Abbildung 119 zeigt lokale Gewebsschäden, wie sie bei Temperaturen unter dem Gefrierpunkt in erster Linie an den Akren entstehen: **Hautabschilferung** und **Zehengangrän** mit wiederum deutlich erscheinenden **erythematösen Demarkationslinien** im Sinne einer **Erfrierung 3. Grades.** Die durch Kälteeinwirkung bedingte Störung der Blutzirkulation führt anfänglich zu Par- und Hypästhesien, Rötung, ödematöser Schwellung und Schmerzen (Erfrierung 1. Grades), bei weiterer Exposition zu einem Verlust der Schmerz- und Oberflächensensibilität. Bei Sistieren der Durchblutung sehen wir eine wachsfarbene Entfärbung und Blasenbildung (Erfrierung 2. Grades), wobei im 3. Stadium **(Abb. 119)** diese weiße Verfärbung nach Wiedererwärmung nicht mehr verschwand und schließlich in eine scharf abgesetzte **Mumifikation** (trockene Gangrän) überging.

Abbildung 120 zeigt den Zustand bei einer Verbrühung 2. Grades mit Ödem, auf Druck abblassender Rötung und Bildung dickwandiger Blasen. Berührungs- und Schmerzempfindung sind – im Gegensatz zur Verbrühung/Verbrennung 3. Grades – erhalten.

Bei **Abb. 121** handelt es sich um ein großes **venöses Ulkus** mit typischer Lokalisation im Knöchel- und Unterschenkelbereich: ein **Ulcus cruris venosum** bei extrafaszialer Veneninsuffizienz. Ein sehr großer Prozentsatz venöser Unterschenkelulzera entsteht jedoch postthrombotisch bei tiefer Beinvenenthrombose. Wenn die entsprechenden Pulse nicht getastet werden können, ist bei einem Ulkus, das an der Streckseite der Unterschenkel liegt (Tibiakante) und exzessive Schmerzhaftigkeit zeigt, an ein Ulcus cruris arteriosum zu denken. Ulzera sind multifaktoriellen Ursprungs und finden sich auch als Ulcus syphiliticum, tropicum, agranulocytoticum und bei hereditären hämolytischen Anämien. Die scharf abgesetzten Ulzera auf **Abb. 122** stellen **Ulcera agranulocytotica** dar, die bei Patienten mit Knochenmarkdepression unter zytostatischer Therapie auftreten können. Es fällt die mangelhafte Durchsetzung mit Eiter (Granulozyten) auf. Im Mundschleimhaut-, Tonsillen- und Perianal- oder Vulvabereich beobachten wir sie bei Agranulozytose Typ Schultz.

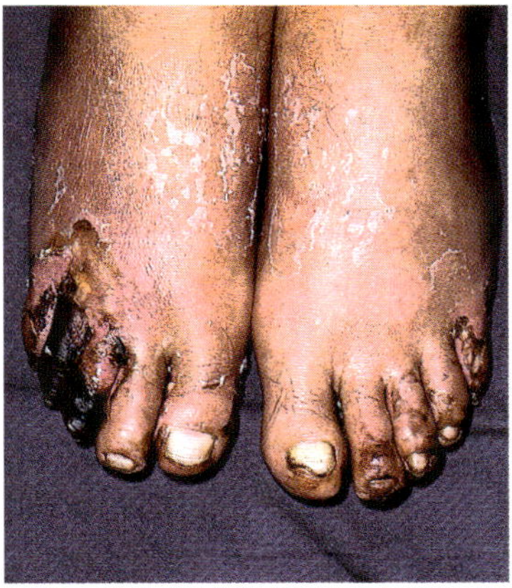

119

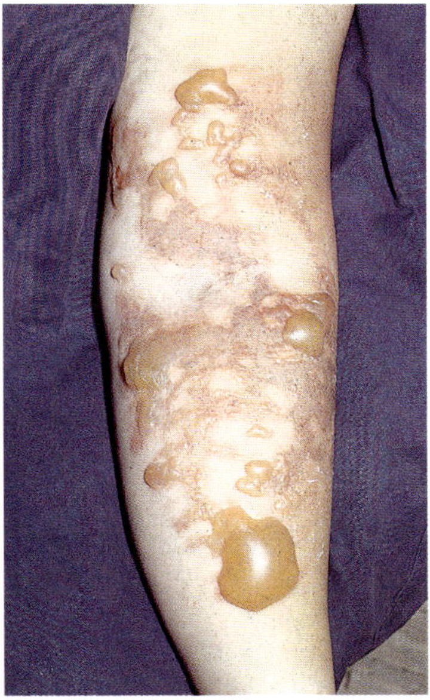

120

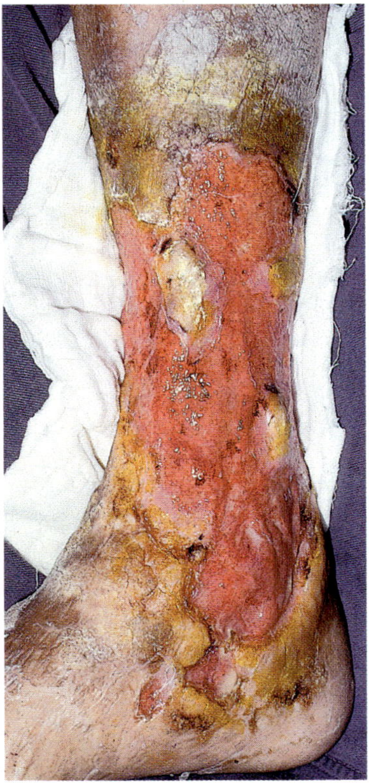

121

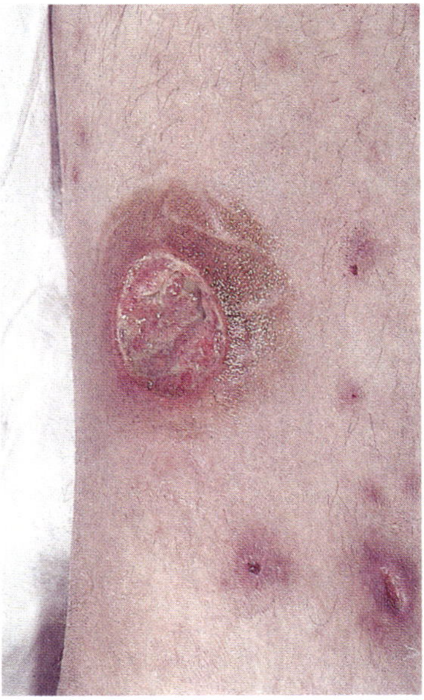

122

Einflußstauungen

Einengung der V. axillaris, Einengung der V. cava superior

Venöse Kollateralen treten als **sekundäre Varizen** äußerlich als zartes, blau durchschimmerndes Gefäßnetz **(Abb. 124)** oder auch als große, geschlängelt verlaufende, die Haut vorwölbende Blutadern in Erscheinung **(Abb. 125)**. Sie erfüllen die Funktion von Ausweichkanälen bei teilweiser oder vollständiger Verlegung der großen Körpervenen. Im Bereich der unteren Extremitäten sind sie von primären Varizen oder ihren potentiellen Anfangsstadien, den Besenreiservarizen, zu unterscheiden, die sich bilateral an Ober- und Unterschenkeln von Schwangeren und älteren Personen finden.

Das »Kollateralbild« bei **Verschluß bzw. Einengung der V. axillaris** besteht in Venektasien am Oberarm, an der Schulter, an der vorderen Brustwand sowie der Halsgefäße der betreffenden Seite. Ursachen können chronische Thrombophlebitiden, akute Thrombosen, das Paget-v. Schroetter-Syndrom und **Narbenstrikturen**, z. B. **infolge Mammaamputation** und **Nachbestrahlung** wie bei der Patientin auf **Abb. 123** mit **Mammakarzinom**, sein. Die Erkennung der Venenzeichnung ist durch den gleichzeitigen sekundären Lymphgefäßstau, der zusammen mit der Veneneinengung zu einer Schwellung des Armes geführt hat, erschwert und die Venenzeichnung nur diskret.

Im Gegensatz zu den Verschlüssen der V. axillaris und V. subclavia ist **bei Venensperre im oberen Hohlvenenbereich** der **Kollateralkreislauf bilateral** ausgebildet. Bei **Abb. 124** handelt es sich um eine Sperre infolge **Mediastinaltumor** bzw. **Hodgkin-Lymphom**, bei **Abb. 125** infolge einer **retrosternalen Struma** (Patientin mit **kongenitaler Ptosis**). Erwähnenswert ist ferner die Kompression durch Aortenaneurysmen. Je nach Ausdehnung und Primärkrankheit kommt es zu einem Ödem des Gesichts und des Halses und der oberen Thoraxpartien, zu einer lividen Verfärbung der Haut und zu den abgebildeten Venektasien sowie zu Atemnot, Husten und Heiserkeit.

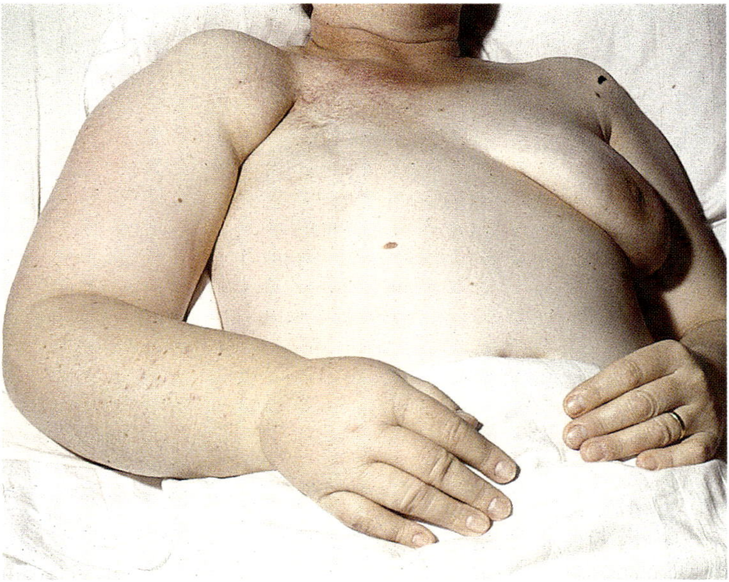

123

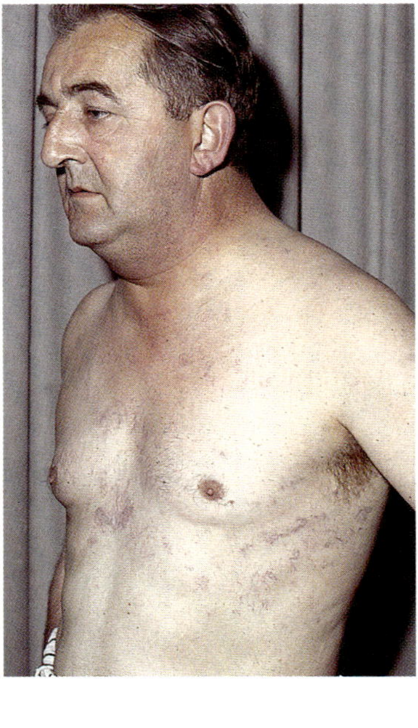

124

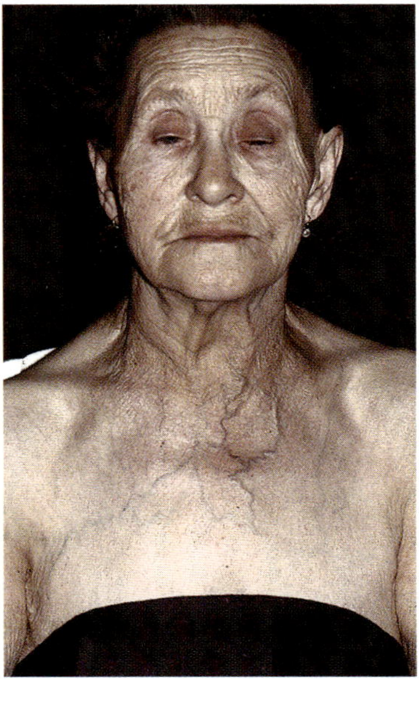

125

Einflußstauungen

Portale Hypertension, Beckenvenenthrombose

Zur Ausbildung eines Kollateralkreislaufs über die sichtbaren Venen des Bauches und des Thorax bei Behinderung des Blutabflusses innerhalb der Bauchhöhle kommt es immer nur dann, wenn die Vv. paraumbilicales (Sappeysche Venen) druckpassiv erweitert werden (Cruveilhier-v. Baumgarten-Syndrom) oder eine persistierende, offene V. umbilicalis bei angeborener Hypoplasie oder Thrombose der intrahepatischen Pfortaderäste (bei Jugendlichen) besteht (Cruveilhier-v. Baumgartensche Krankheit). Diese Nabelvenen führen in solchen Fällen das Blut zur V. epigastrica inferior und superficialis. Der weitere Abfluß erfolgt über die V. iliaca interna und V. azygos zur V. brachiocephalica bzw. zur oberen Hohlvene. Die beidseitigen Kollateralen um den Nabel werden als Caput medusae bezeichnet.

Die häufigste Ursache einer intrahepatisch bedingten **portalen Hypertension** (intrahepatischer Block) ist die **Leberzirrhose**, die besonders im dekompensierten Stadium als Ausdruck der portalen Stauung außer zu Aszites und Meteorismus auch zur Ausbildung des sichtbaren **venösen Kollateralkreislaufs (Abb. 126)** mit Ösophagusvarizen und plötzlich in Erscheinung tretenden **Hämorrhoiden (Abb. 127)** führen kann. Um den Nabel herum hört man das als »Nonnensausen« bezeichnete Geräusch. Ein prähepatischer Block (Pfortaderthrombose im Hauptstamm sowie Milzvenenthrombose) führt nicht zu einem Kollateralkreislauf über die Nabelvenen.

Bei **Verschluß der V. iliaca** besteht das dazugehörige »Kollateralmuster« aus Venektasien am Oberschenkel, in der Leistengegend sowie an der vorderen und seitlichen Bauchwand. Die Venektasien treten ein- und gleichseitig auf, wie bei der auf **Abb. 128** wiedergegebenen **rechtsseitigen Beckenvenenthrombose.**

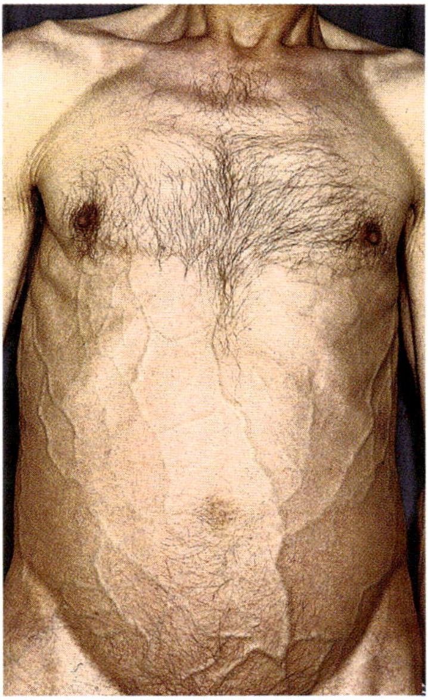

126

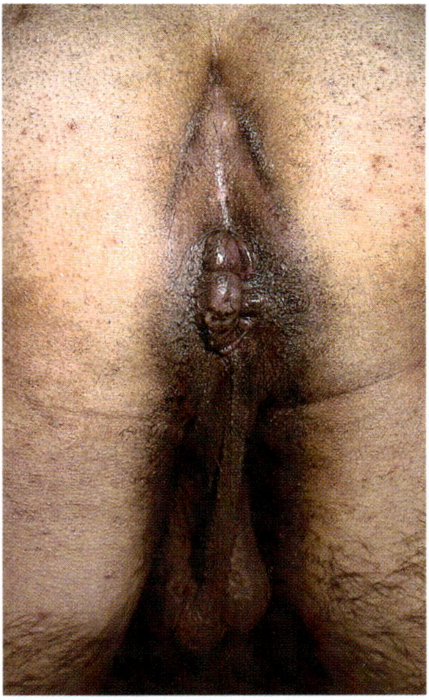

127

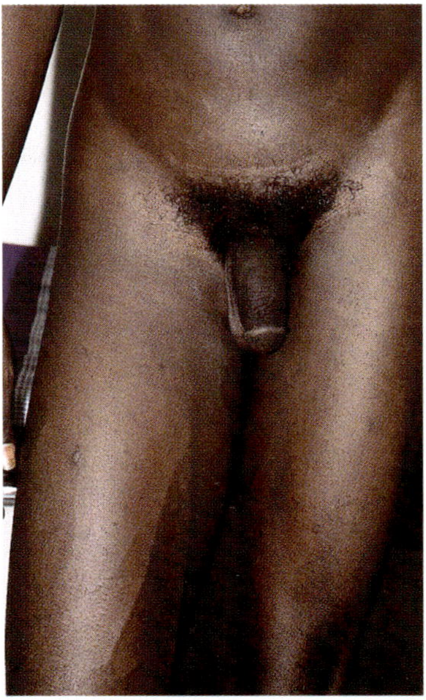

128

Sklerodermie

Sclerodermia progressiva diffusa, Sclerodermia circumscripta

Im Vordergrund der Symptomatologie der **progressiven Sklerodermie**, einer diffusen Systemerkrankung des Gefäß- und Bindegewebsapparates aus der Gruppe der sog. Kollagenkrankheiten, stehen vasomotorische Störungen, die anfangs subjektiv als gesteigerte Kälteempfindlichkeit imponieren oder in Form einer Raynaud-Symptomatik (vgl. S. 62) mit symmetrischem schmerzhaften »Absterben« der Finger in Erscheinung treten. Die sichtbaren leichenblassen Fingerabschnitte entstehen vorwiegend durch den Druck der gespannten Haut. Die Hautdecke kann universell erkrankt sein. Im Gesicht entwickelt sich eine zunehmend **maskenhafte mimische Starre mit Mikrostomie (Abb. 129).** Die **Lippen** werden **schmal**. Die Retraktion der gespannten Haut läßt die Nase schärfer hervortreten bei gleichzeitig **fliehendem Kinn** und führt damit zum »Vogelgesicht«.

Die **Zunge** ist **verkleinert** und **derb (Abb. 130)**; das Zungenbändchen wird verkürzt (Skleroglosson). Ösophagus und Lunge können am sklerosierenden Prozeß beteiligt sein.

Insgesamt ist die Haut in allen Bezirken fest und straff. Hautfalten lassen sich nicht aufheben. Der Prozeß beginnt häufig an den Akren, wobei sich an den **Händen** im Anschluß an ein ödematöses Vorstadium eine **panzerartige Induration** und straffe Atrophie der Haut mit einer dermatogen fixierten **Krallenhand** entwickelt **(Abb. 131)**. An den Fingerspitzen treten hartnäckige Ulzera auf (Rattenbißveränderungen), die Nägel verkümmern, die Endphalangen sind schließlich destruiert. Die Beweglichkeitseinschränkung der Extremitäten wird noch verstärkt durch **bindegewebliche Kalkablagerungen (Abb. 132)** im Sinne des Thibièrge-Weissenbach-Syndroms.

In jedem Stadium der **progressiven diffusen Sklerodermie** ergänzen Gefäßreiser bzw. **flachförmige Teleangiektasien** das Bild (**Abb. 129** u. **131**).

Nach Ablauf und Prognose von der diffusen Form abzugrenzen ist die **zirkumskripte Sklerodermie**. Der säbelhiebartig angeordnete, platten- oder pergamentartig verfestigte, oberflächlich atrophische und lokalisiert auftretende Stirnhautbereich der auf **Abb. 133** abgebildeten Patientin wird als »Sclérodermie en coup de sabre« bezeichnet.

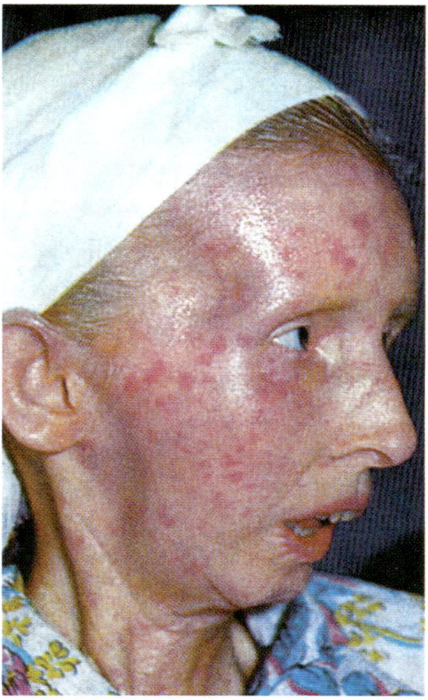
129

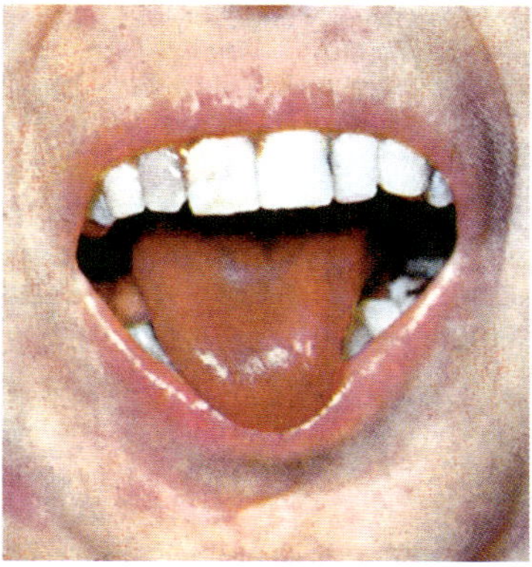
130

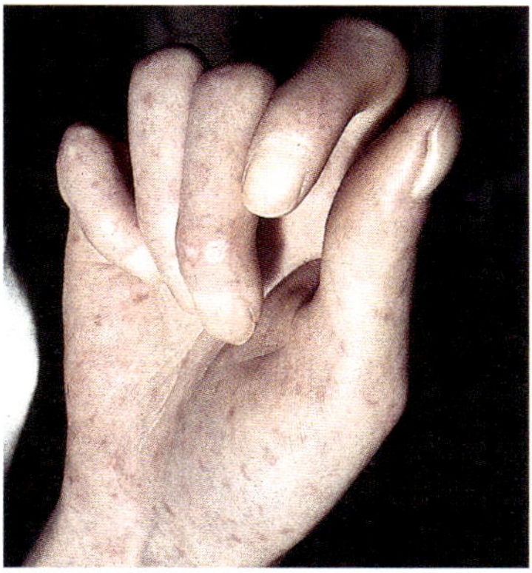
131

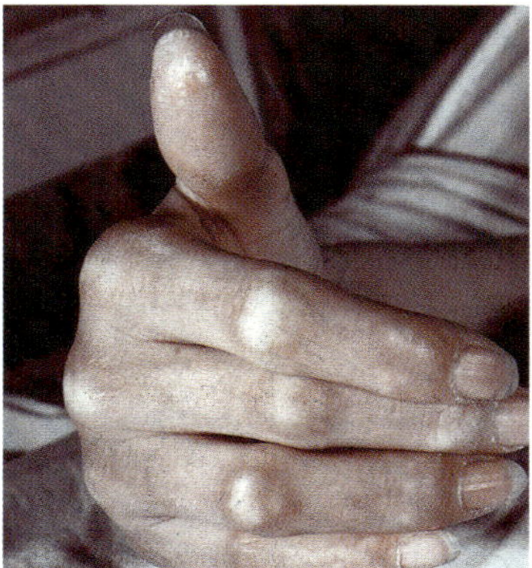
132

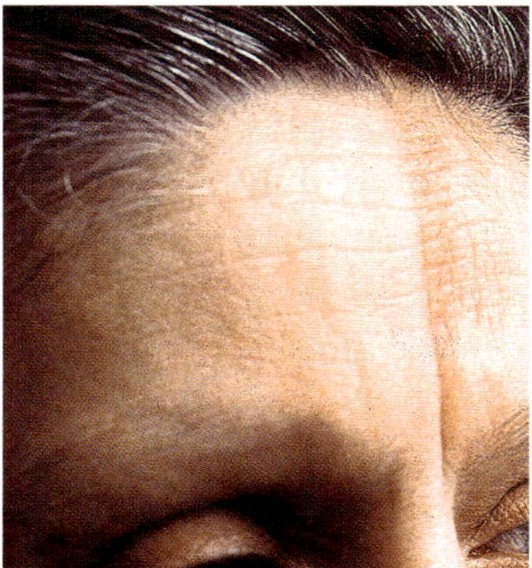
133

Knoten, Tumoren

Hodgkin-Lymphom, chronische lymphatische Leukämie

Abbildung 134 zeigt den anfangs regional begrenzten Befall der **Halslymphknoten** beim **Hodgkin-Lymphom** mit der bekannten Bevorzugung der **linken Halsseite**. Die derben und indolenten Lymphknoten sind untereinander und mit der Haut verbacken. Das Hodgkin-Lymphom befällt vor allem Patienten der mittleren Altersklasse. Abdominelle, mediastinale und andere innere Lymphknotengruppen können freilich ebenfalls der anfängliche Ort monotoper Lokalisation sein (vgl. Kollateralen, S. 70). Die Generalisierung mit Befall u.a. der Milz und Leber ist nachzuweisen. Verbackene Lymphknotenschwellungen kommen auch bei Non-Hodgkin-Lymphomen, z.B. beim Immunoblastom, vor.

Die derben Lymphknotenschwellungen bei der **chronischen lymphatischen Leukämie (CLL, Abb. 135)**, einem Non-Hodgkin-Lymphom niedrigen Malignitätsgrades, tastet man in der Regel in symmetrischer Anordnung gleichzeitig in verschiedenen Lymphknoten-Etagen, so z. B. **im Halsbereich**, axillär sowie inguinal. Die Knoten sind untereinander **gut abgrenzbar** und **verschieblich** und imponieren durch ihre relativ große Anzahl. Häufigstes Erkrankungsalter der CLL ist das 50. bis 70. Lebensjahr.

Hautveränderungen werden beim **Hodgkin-Lymphom** seltener beobachtet. Die spezifischen leukämischen **Hautinfiltrate** bei **CLL** treten vielfach seitengleich unter Bevorzugung der Körperakren (Ohrläppchen) und Gesichtshaut auf **(Facies leontina bei T-CLL, Abb. 137)**, können jedoch auch am **Stamm** in follikulärer und **multipler Anordnung** vorhanden sein **(Abb. 136, T-CLL)**. Sie sind teigig-weich oder knorpelhart, platt bis wulstartig, rotlivide bis rotbraun und exulzerieren praktisch nie. Unter dem Glasspatel führt die Anämisierung zu fleckförmigen gelbbraunen Eigentönen. Bei Juckreiz und Erythrodermie kann eine besondere Form des kutanen T-Zell-Lymphoms vorliegen: das Sézary-Syndrom, die leukämische Verlaufsform einer Mycosis fungoides. Differentialdiagnostisch sind ähnliche Befunde bei akuten myeloischen Leukämien, Melanomen mit Satellitenmetastasen und das Kaposi-Sarkom auszuschließen (vgl. S. 78 u. S. 90).

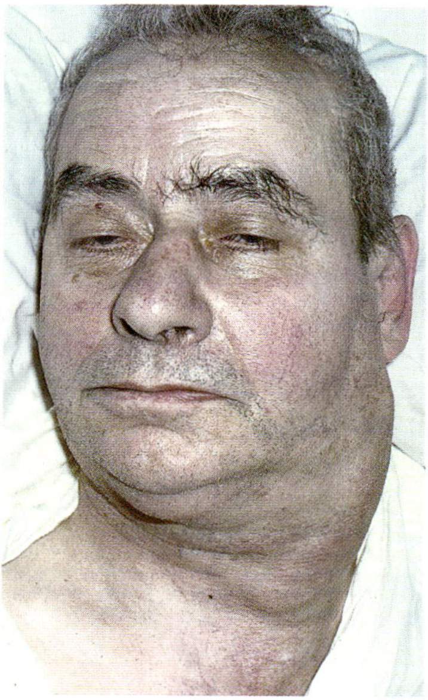

134

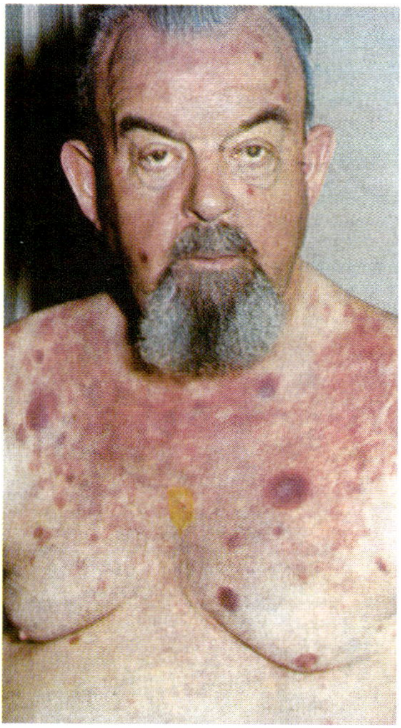

136

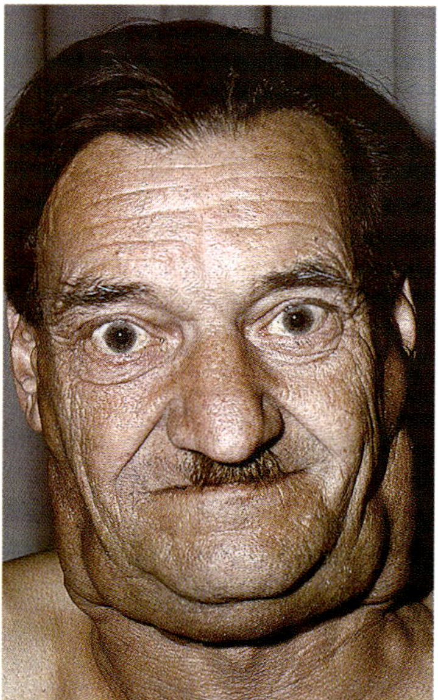

135

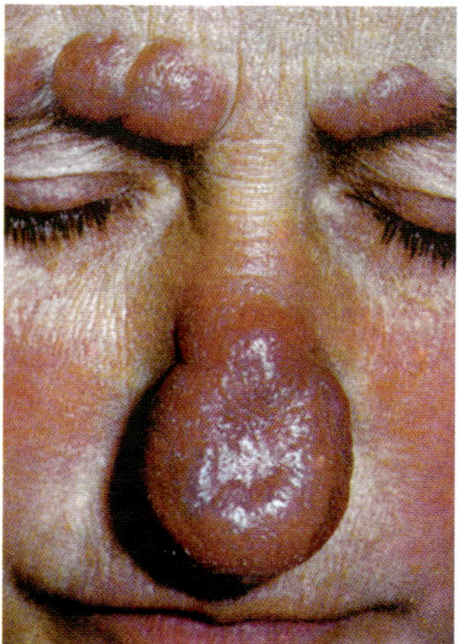

137

Kaposi-Sarkom bei AIDS

Non-Hodgkin-Lymphome vom B-Zell-Typ, T-Zell-Leukämien, myeloische Leukämien und das Kaposi-Sarkom kommen neben Dermatosen und verschiedenen opportunistischen Infektionen im Rahmen einer Infektion mit dem Retrovirus **HIV (Human Immunodeficiency Virus)** gehäuft vor. Das durch die neuro- und lymphotropen Viren HIV-1 und HIV-2 ausgelöste und durch eine Störung der CD4-positiven T-Helferzellen charakterisierte Syndrom der **HIV-Infektion** wird nach der **CDC-Klassifizierung** in vier Stadien eingeteilt. Stadium I ist eine akutes Mononukleose-ähnliches Krankheitsbild, nach dessen Abklingen die HIV-Antikörper meßbar sind. Stadium II umfaßt alle asymptomatischen HIV-Infektionen und Stadium III das Lymphadenopathiesyndrom (LAS), das von den sekundären malignen Lymphomen abzugrenzen ist. Für alle Fälle ab dem **Stadium IV** ist die Bezeichnung **AIDS (Acquired Immune Deficiency Syndrome)**, erworbenes Immundefektsyndrom, gebräuchlich.

Das **Kaposi-Sarkom bei AIDS** im Stadium IV D entwickelt sich auf der Haut meist multifokal. Neben der Ausbreitung im unteren Extremitätenbereich, im Kopf- und Halsbereich sowie am Rumpf kommen Primärlokalisationen in Lymphknoten, Lunge, Akren, hautnahen Schleimhautbezirken, im Gastrointestinaltrakt und der Leber vor. Die **einzelne Effloreszenz** kann als rote, blaurot-violette, makulöse, papulöse oder knotige Veränderung imponieren, die kutan-subkutan gelegen ist, sich meist hart anfühlt und in der Regel nicht schmerzhaft ist. Bei dunkler Hautfarbe erscheinen die Herde fast schwarz.

Abbildung 138 zeigt eine **frühzeitige**, noch **diskrete Veränderung bei** einem **Extremitätentyp** des **Kaposi-Sarkoms, Abb. 139** eine multifokale Ausbreitung der **Kaposi-Sarkom-Herde**. Die Ausbreitung vom Stammtyp ist oft mehr flächiger Natur. In der Risikogruppe der homo- und bisexuellen Männer findet sich bei 40% der manifest an AIDS Erkrankten ein Kaposi-Sarkom, in den übrigen Risikogruppen bei 6%.

Abbildung 140 stellt die **Gingiva-Ausbreitung** des Kaposi-Sarkoms einer **Gingiva-Hyperplasie bei akuter myeloischer Leukämie (Abb. 141)** gegenüber.

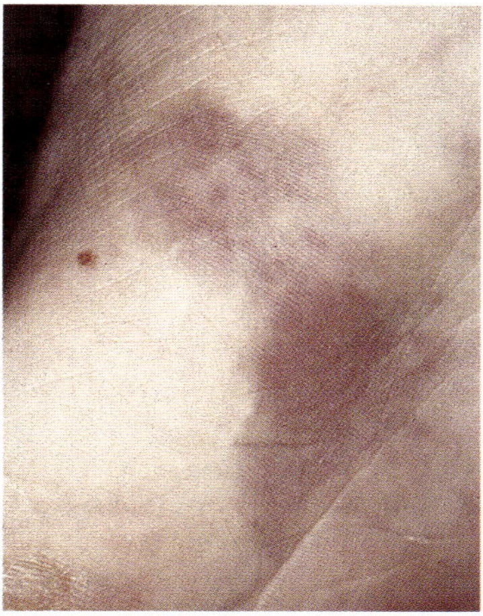

138

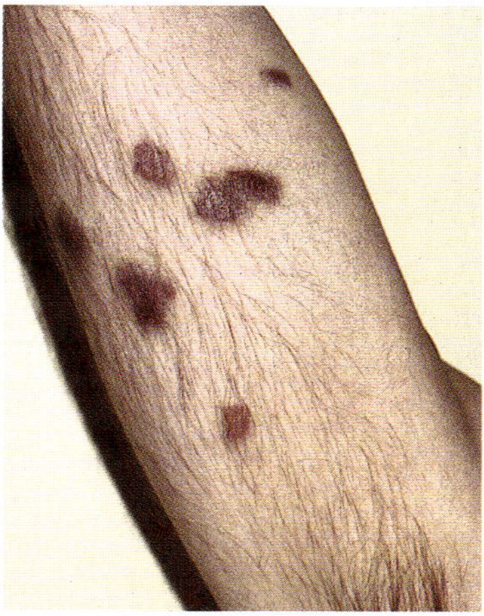

139

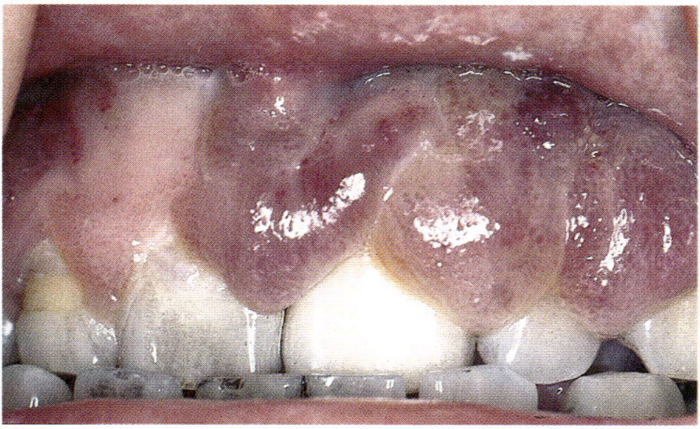

140

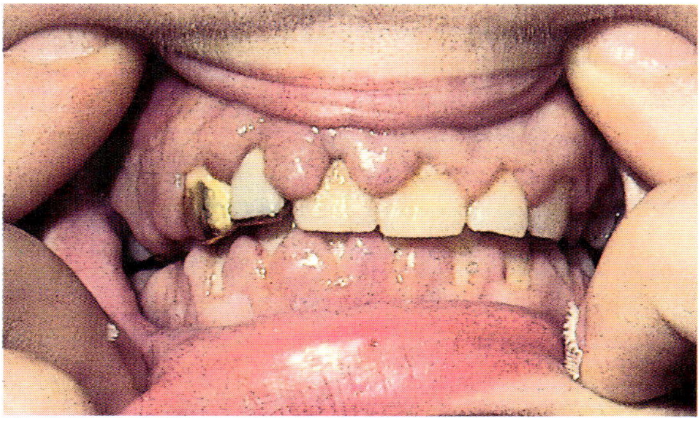

141

Halslymphknoten-Tbc, Lupus vulgaris, Lepra

Lymphknotenschwellungen allein im oberen und mittleren Halsbereich oder inguinal (sog. Bubonen) werden an eine akut entzündliche Genese denken lassen (akute unspezifische Lymphadenitis bzw. Lymphadenitis ohne erkennbare Spezifität, Halslymphknotentuberkulose, Winterbottomsches Zeichen bei Trypanosomiasis in den Tropen, Lymphogranuloma inguinale etc.), während die Lokalisation im unteren Halsbereich, hauptsächlich supraklavikulär, fast ausschließlich tumorbedingt ist (vgl. **Hodgkin-Lymphom**, S. 76).

Tuberkulöse Lymphome sind leicht druckdolent, anfänglich derb und **in der Regel einseitig in der oberen** oder mittleren **Hälfte des Halses** lokalisiert **(Abb. 142)** sowie oft perlschnurartig aufgereiht (Differentialdiagnostikum gegenüber einer Systemerkrankung!); sie betreffen in ihrer klassischen Form Jugendliche bis zum 25. Lebensjahr (meist Typus bovinus). Größere Knoten schmelzen ein und **verbacken mit der Haut** oder fisteln.

Durch das Mycobacterium tuberculosis, seltener durch das Mycobacterium bovis hervorgerufen ist die **Tuberculosis cutis**. Der **Lupus vulgaris** (Tuberculosis cutis luposa) bei normergischer Reaktionslage manifestiert sich in 80% der Fälle im Bereich des Gesichts unter Auslassung der behaarten Kopfhaut und des Halses. **Abbildung 143** zeigt das Stadium der Infiltration. Die bläulich- bis bräunlichroten, kaum erhabenen Lupus-vulgaris-Herde lassen auf Glasspateldruck kennzeichnende apfelgeleefarbene, transparente, stecknadelkopfgroße Lupusknötchen erkennen. Unter zentraler narbiger Rückbildung entstehen **kreisförmige Herde** mit follikulären **Hyperkeratosen (Abb. 144)**. Zerfall kann umfangreiche ulzeröse Läsionen, Narbenfelder und Mutilationen verursachen. Differentialdiagnostisch kommen die Sarkoidose Boeck (vgl. S. 82), die tertiäre Lues (S. 84), der chronische diskoide Lupus erythematosus (S. 48) und die Lepra in Betracht. Bei der **lepromatösen Lepra** der **Abb. 145** (Mycobacterium leprae) mit ihren multiplen, bilateralen, symmetrisch angeordneten Knötchen/Knoten (Leprome) läßt sich der diaskopische Befund des »apfelgeleefarbenen« Eigentons der Herde allerdings ebenfalls nachweisen.

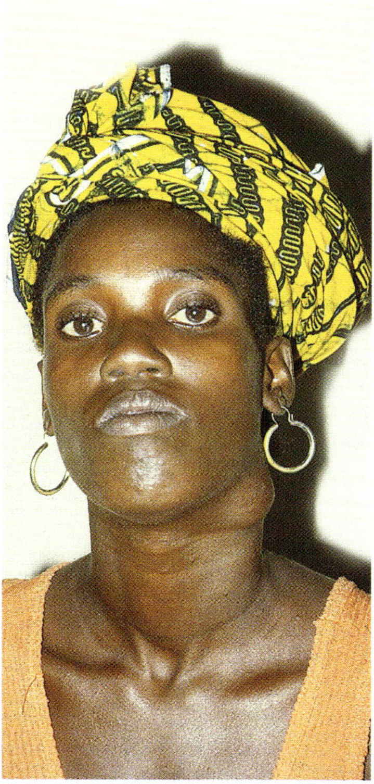

142

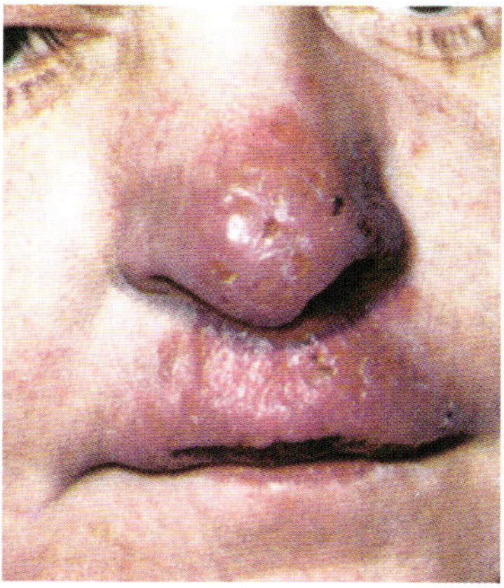

143

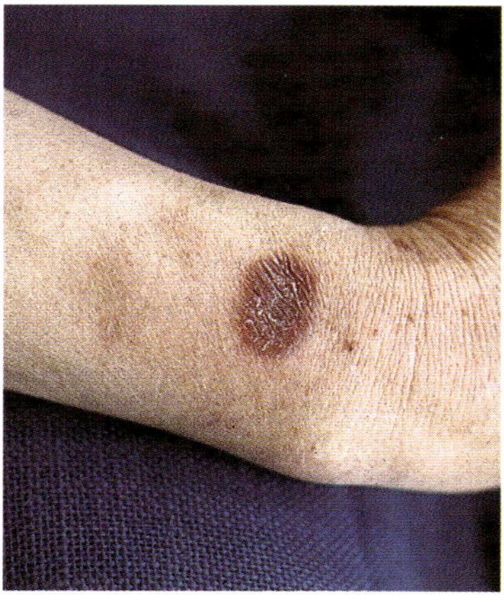

144

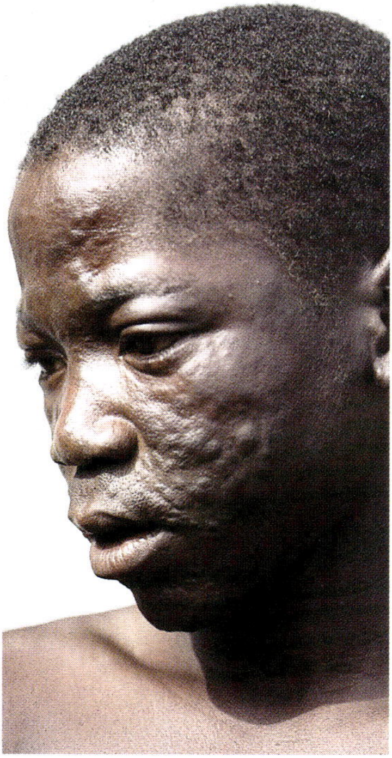

145

Boecksche Sarkoidose, Lues II

Bei dem auf **Abb. 146** abgebildeten Infiltrat im Nasenbereich liegt ein **Boecksches Sarkoid** vor. Klinisch lassen sich zwei Verlaufsformen dieser granulomatösen Systemerkrankung abgrenzen: die akute Sarkoidose bzw. das Löfgren-Syndrom und die primär chronische Verlaufsform. Der Anteil der akuten Fälle wird mit 20–50% angegeben. Trotz hoher Spontanheilung der akuten Sarkoidose muß in 10–20% der Fälle mit dem Übergang in eine sekundär-chronische Erkrankung gerechnet werden. Häufiges (unspezifisches) Hautsyndrom bei der akuten Sarkoidose ist das durch Immunkomplexe verursachte Erythema nodosum (vgl. S. 44).

Von den äußerlich sichtbaren Symptomen läßt sich eine spezifische Beteiligung der Haut **(Hautsarkoidose)** in ca. 5–10% der Fälle von akuter Sarkoidose erfassen. Es kommt dabei zu gelblich- bis bräunlichroter, selten bläulichroter Infiltratentwicklung, die nicht selten etwas glatt, gelegentlich auch leicht glänzend und transparent erscheint, wie auf **Abb. 146**. Je nach Ausdehnung und Form können dabei **kleinknotige** (**Abb. 147** u. **148**), **großknotige** (**Abb. 146, frostbeulenähnliche** Verfärbung und Auftreibung, sog. **Lupus pernio**) oder ringförmige Herde angetroffen werden.

Der **kleinknotige Typ** des M. Boeck kann regionär (**Abb. 147** u. **148**), manchmal universell disseminiert ausgebildet sein und ist von einem Non-Hodgkin-Lymphom, einer nichtlymphatischen Leukose, Dermatomykose, Tuberkulose und von der Lues abzugrenzen.

Gerade die bei **Lues II** bevorzugt symmetrisch am Stamm in Form von **roseoliformen** und **papulösen** – wie auf **Abb. 148** u. **149** – auftretenden exanthematischen Hautveränderungen lassen sich im Falle der **Abb. 148 (spätes Rezidivexanthem)** kaum vom kleinknotigen Typ des Boeckschen Sarkoids der Haut unterscheiden. Das bei der Patientin von **Abb. 149** etwa 8 Wochen **nach der Primärinfektion** beobachtete **papulöse Exanthem** fällt durch seine **düsterrote** bis **rostbraune** Farbe auf. Klagen über dauernden Kopfschmerz, der Nachweis indolenter harter und verschieblicher Lymphknoten, besonders nuchal und kubital, und der positive Ausfall der spezifischen Seroreaktionen, erhärteten die Diagnose der **Lues II.**

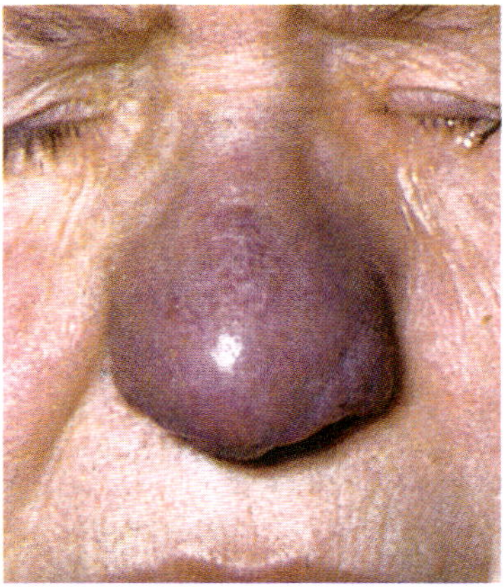
146

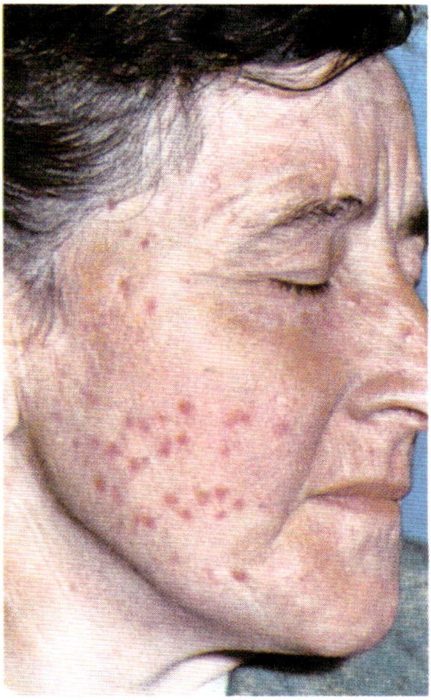
147

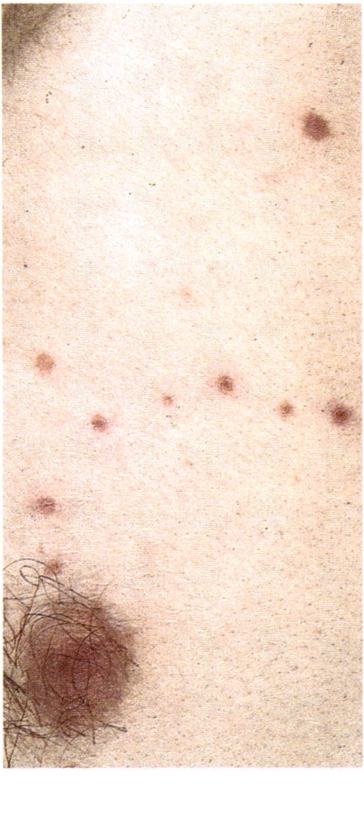
148

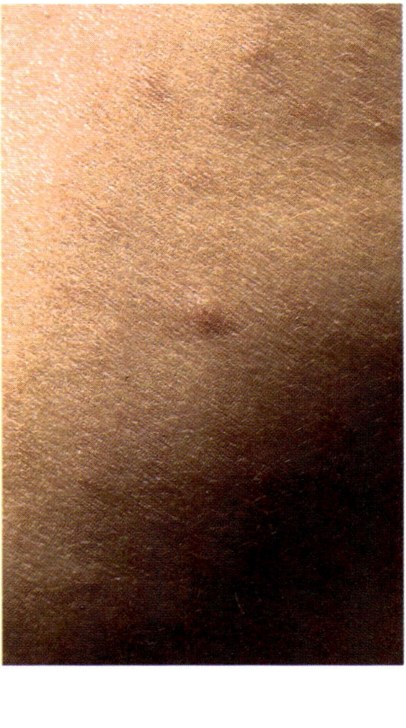
149

Lues II, Lues III, Lues connata

Ein betont **squamöses makulopapulöses Exanthem** bei generalisierter **Lues II** zeigt **Abb. 150**. Gerade von der Einzelmorphe her ist hier auch an eine Hautmykose zu denken.

Ansonsten machen die Exantheme der Syphilis generalisata der Früh- oder Spätperiode in der Regel keine differentialdiagnostischen Schwierigkeiten gegenüber anderen, insbesondere toxisch-allergischen Exanthemen. Bei der Beurteilung werden die vorseitig erörterten dermatomorphologischen Kriterien und klinischen Symptome in die Überlegungen mit einbezogen. Die Effloreszenzen des frühen Exanthems sind durch ihr zahlreiches Auftreten und ihre geringere Größe charakterisiert, die der späteren Rezidivexantheme dagegen durch zunehmende Vergrößerung der Einzeleffloreszenz und Abnahme ihrer Gesamtzahl.

Daß die Lues ebenfalls Nasenveränderungen hervorruft, ist vom Beispiel der **konnatal-syphilitischen Sattelnase (Abb. 153)** geläufig. **Abbildung 151** ist ein Beispiel dafür, daß auch bei akquirierter, **tertiärer Lues** infolge destruierender entzündlich-granulomatöser, **gummöser Knochenerkrankungen**, sichtbar an der Rötung und Infiltration, das Skelett der Nasenwurzel einsinken kann, wobei ein unregelmäßigeres Relief als bei der typischen Sattelnase entsteht. Die Lues ist häufiger im Bereich der knöchernen, der tuberkulöse Lupus häufiger im Bereich der knorpeligen Nasenteile anzutreffen. Im übrigen können **Gummen** überall an der Haut, den Schleimhäuten und inneren Organen vorkommen. Bevorzugte Lokalisation sind äußerlich das Kapillitium, das Gesicht, die Nase, die Lippen, die Zunge **(Abb. 152)** und die Sternalregion. Gummen können außer dem Lupus vulgaris, der Sarkoidose, malignen Tumoren, der Mycosis fungoides und anderen malignen Lymphomen und tiefen Mykosen auch einer Lepra ähnlich sein.

Bei der **Lues connata** finden wir als Spätfolge die **Tonnenform** der oberen mittleren **Schneidezähne (Abb. 153)**, die an der Schneidefläche eine **halbmondförmige Ausbuchtung** zeigen (Hutchinson-Zähne), und die Knospenform der ersten Molaren.

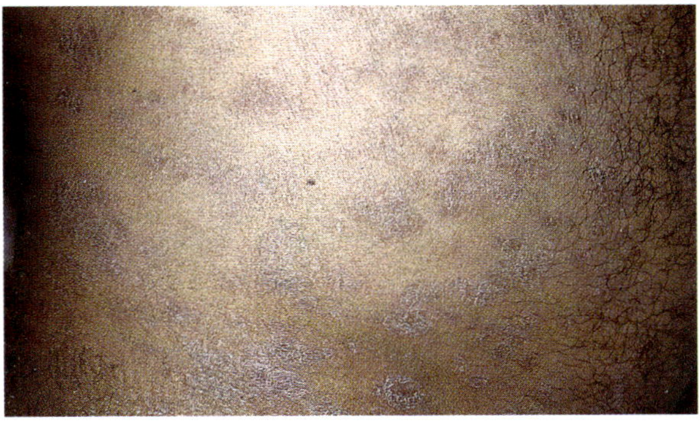

150

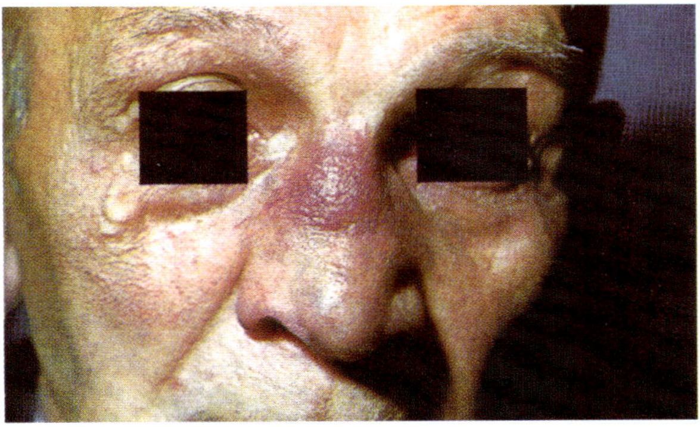

151

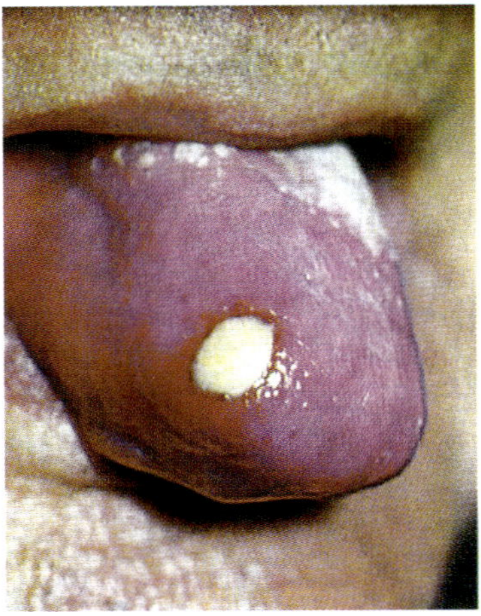

152

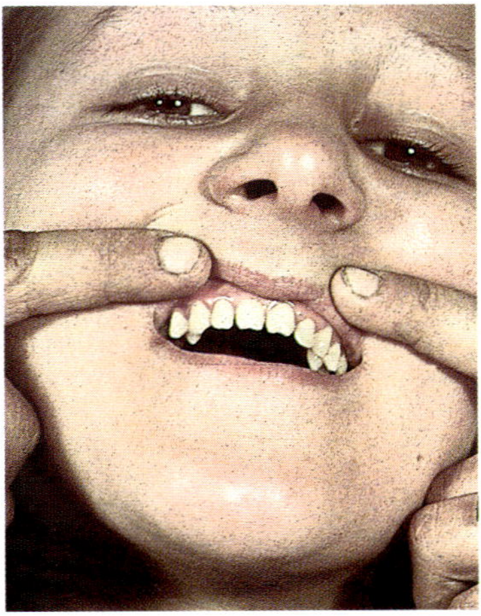

153

Neurofibromatosis generalisata, Bourneville-Pringle-Syndrom

Bei den bevorzugt den Stamm betreffenden, in großer Zahl und unterschiedlicher Größe bei **der Neurofibromatosis generalisata v. Recklinghausen** vorhandenen **kutanen Tumoren (Abb. 154)** handelt es sich um Fibrome, Neurinome und Neurofibrome. Die Handteller wie Fußsohlen bleiben fast ausnahmslos frei. Durch den tastenden Finger lassen sich bis zu kirschgroße Tumoren hernienartig eindrücken. Diese schnellen anschließend wieder aus der Haut hervor (»Klingelknopfphänomen«). Die Epidermis über den weich zu palpierenden Tumoren bleibt immer unverändert. Rankenneurinome rufen gelegentlich lappenartige Hauttumoren hervor. Selten wird eine sarkomatöse Entartung eines Neurofibroms beobachtet.

Zum klinischen Bild dieses dominant vererbbaren Leidens gehört ferner die v. Recklinghausen-Pigmentierung in Form hautebener »Café-au-lait«-Flecke. Hirnsymptome (Epilepsie, Tumorsymptome, Schwachsinn usw.), Augen- und Ohrensymptome (Optikusgliome, Akustikusneurinome), Neurinome des Intestinums und Phäochromozytome können assoziiert sein.

Stigmata eines anderen, in variabler Weise mit zentralnervösen Veränderungen (Optikus, Retina) und Tumorbildungen des Herzens (Rhabdomyome) und der Nieren (Hypernephrome) verbundenen und mit Epilepsie und progressiver geistiger Behinderung einhergehenden Syndroms, der autosomal-dominant vererbten **Bourneville-Pringleschen Phakomatose**, zeigen die **Abb. 155–158**. Die als **tuberöse Hirnsklerose** bekannte Krankheit kommt allerdings recht selten zur Beobachtung. Das sog. **Adenoma sebaceum Pringle** (**Abb. 155** u. **156**), ein hartes, gelbliches bis rötliches, vornehmlich bindegewebiges Knötchen mit wechselnder Talgdrüsen- und Gefäßbeteiligung (Angiofibrom), findet sich stets in einer Vielzahl von etwa stecknadelkopfgroßen Herden **typischer (symmetrischer) Verteilung** in der **Nasolabial- und Kinnregion**. Fibromatöse Knötchen finden sich öfters auch am Zahnfleisch, gelegentlich auf der **Zunge (Abb. 156)** und als sog. **Koenen-Tumoren** in unterschiedlicher Zahl und Größe unter den Nagelhäutchen und subungual an einzelnen oder mehreren Finger- oder Fußnägeln hervorwachsend.

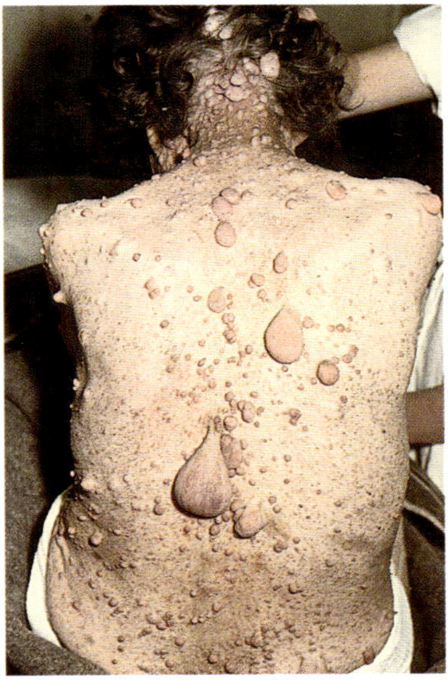
154

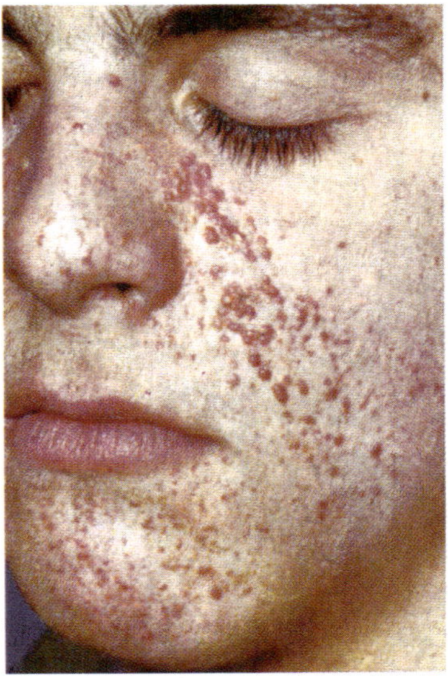
155

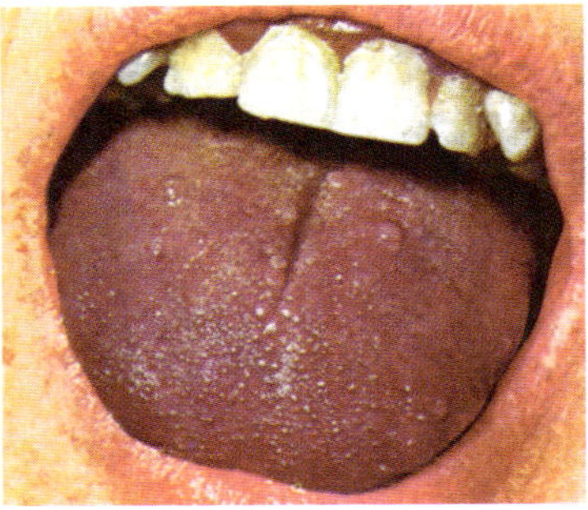
156

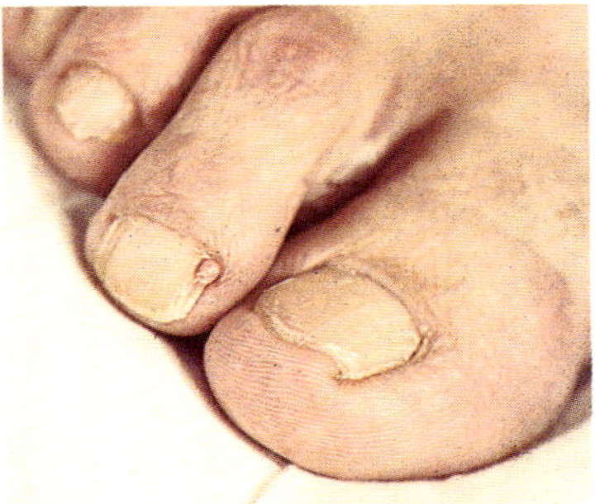
157

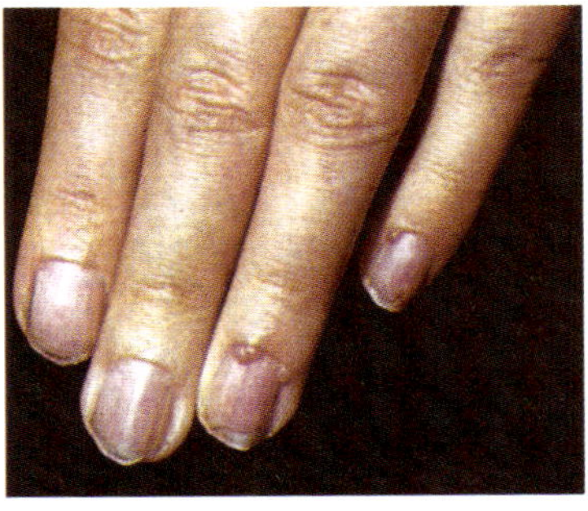
158

Knoten, Tumoren

Virchow-Drüse bei Magenkarzinom, Hautmetastasen

Bösartigen Tumoren, insbesondere **Karzinomen** und ihren Metastasen begegnen wir blickdiagnostisch auf vielfältige Weise. Bei der auf **Abb. 159** abgebildeten **Lymphknotenmetastase in der linken Supraklavikulargrube** einer etwa 50jährigen Frau handelt es sich um die Absiedlung eines **Magenkarzinoms**. Eine einzelne Lymphknotenmetastase in der linken Supraklavikulargrube wird als **Virchow-Drüse** bezeichnet. Sie findet sich (in der Praxis selten) im Lymphabflußgebiet des Ductus thoracicus und im Filterlymphknoten vor dessen Einmündung in die V. subclavia. Die Patientin klagte über geringen Gewichtsverlust und über uncharakteristische Magenbeschwerden.

Die Lokalisation von äußerlich sichtbaren Metastasen der unterschiedlichsten Primärtumoren ist vielfältig. Nabelmetastasen liegen meist dicht unter der Haut und schimmern manchmal bläulichrot durch die vaskularisierte, gespannte Haut. Metastatische Tumoren der Haut im Genitoanalbereich und den angrenzenden Unterbauch- und Oberschenkelpartien sind fast stets auf Genital- und Anorektalkarzinome zurückzuführen. Solitäre knotige Gebilde lenken gelegentlich überhaupt erstmalig das Augenmerk auf das Vorhandensein eines bis dahin okkulten inneren Tumors. Ihre harte Konsistenz macht die Metastase fast in allen Fällen diagnostisch verdächtig. Hautmetastasen im seitlichen Brustkorbbereich sind verdächtig auf das Vorliegen eines Bronchialkarzinoms **(Abb. 160)**. An Stellen, wo die Haut dem Knochen dicht aufliegt – Rippen, Beckenkamm, Kreuzbein –, wäre in Mittelamerika und Afrika ein Onchocerca-Knoten, bei eindeutiger Beziehung zur Rippe ein Osteom (gutartiger Knochentumor) auszuschließen.

Der Knoten auf der Brust der Patientin auf **Abb. 161** ist eine ungewöhnliche **solitäre Metastase nach Mammakarzinom**, die sich **auf der primär gesunden Seite** entwickelt hat.

Bei hämatogener Metastasierung ist eine Gebundenheit an zugehörige Hautbezirke nicht zu erwarten. Eigentümlicherweise wird die Kopfschwarte von der Metastasierung bevorzugt, ohne allerdings einen Hinweis auf den Sitz des Primärtumors zu geben (**Abb. 162**, gesichertes Magenkarzinom).

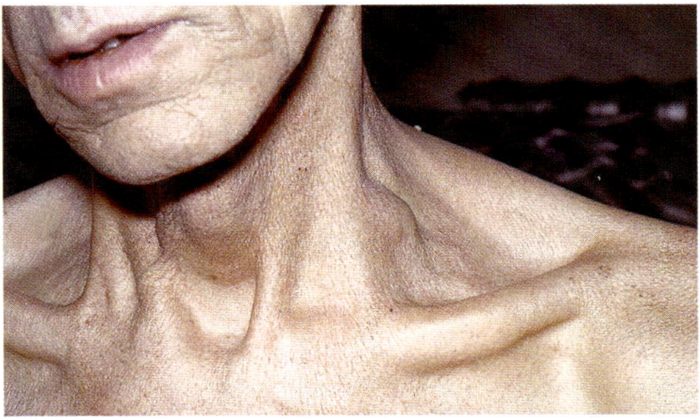

159

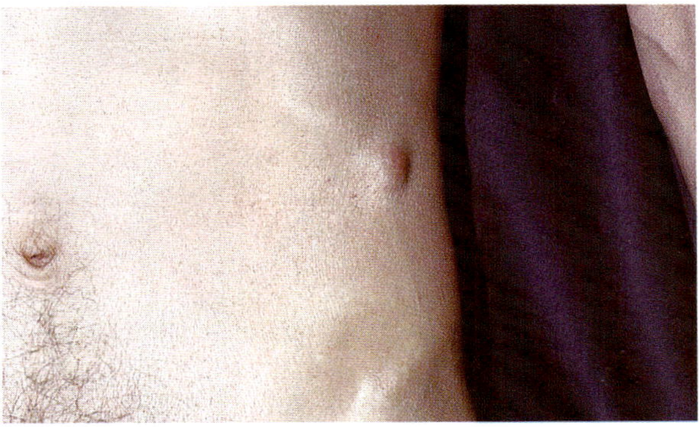

160

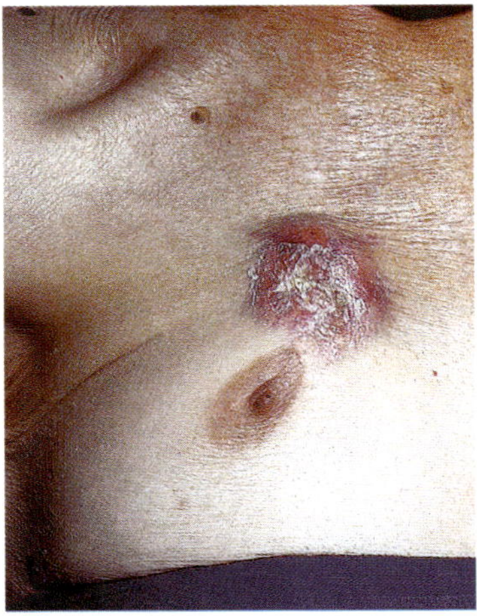

161

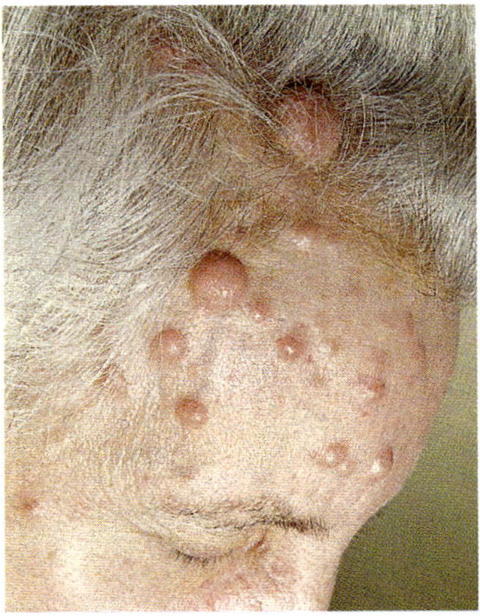

162

Knoten, Tumoren

Melanosis Dubreuilh, malignes Melanom

In den folgenden Kapiteln werden die obligat oder fakultativ mit einer Veränderung der Melaninsynthese vergesellschafteten benignen und malignen Nävuszellformationen, pigmentführenden Tumoren und präkanzerösen Zustände abgehandelt.

Das **Melanom** gilt als einer der bösartigsten Tumoren. Sitzt der Primärtumor in der Haut, so ist die Prognose bei rechtzeitiger Erkennung und entsprechender Therapie keineswegs so ungünstig, wie es bislang dargestellt wurde. Die Frühdiagnose und -behandlung ist lebensentscheidend. Das Melanom geht dabei von den Melanozyten aus und kommt in selteneren Fällen auch in der Schleimhaut (oral, genitoanal, konjunktival), der Aderhaut und den Hirnhäuten vor. Starke Sonnenbelastung der Haut und höheres Alter führen zu steigenden Inzidenzen des Tumors. Die Hautmetastasierung erfolgt über lokale Satelliten, die sich um den primären Tumor ansiedeln, lymphogen zu den regionalen Lymphknoten und hämatogen. Die Fernmetastasen finden sich meist in Leber, Lunge, Knochen, Gehirn, aber auch in der Haut und subungual.

Unterschieden werden bei aller Variationsbreite des klinischen Erscheinungsbildes **vier Formen des malignen Melanoms:** 1. das **Lentigo-maligna-Melanom**, das sich auf einer oft jahrelang bestehenden **Melanosis circumscripta praeblastomatosa** (Dubreuilh) entwickelt **(Abb. 163)**; 2. das oberflächlich sich ausbreitende, meist tiefblau pigmentierte, scharf und stufenförmig abgegrenzte, **superfiziell spreitende** oder pagetoide **Melanom** (engl. superficial spreading melanoma; **Abb. 164)**; 3. das (primär) **noduläre Melanom (Abb. 165)**, das nicht selten, wenigstens zu Teilen, **amelanotisch** ist **(Abb. 166)**, und als Sonderform das **akrolentiginöse Melanom**, das besonders an den Akren und subungual lokalisiert ist.

Jeder Pigmentnävus, der an Ausdehnung plötzlich zunimmt, sich in seiner Oberflächenstruktur verändert, juckt, sich mit einem **roten Hof** umgibt, **blutet (Abb. 166)** oder ulzeriert, ist höchst verdächtig auf maligne Entartung.

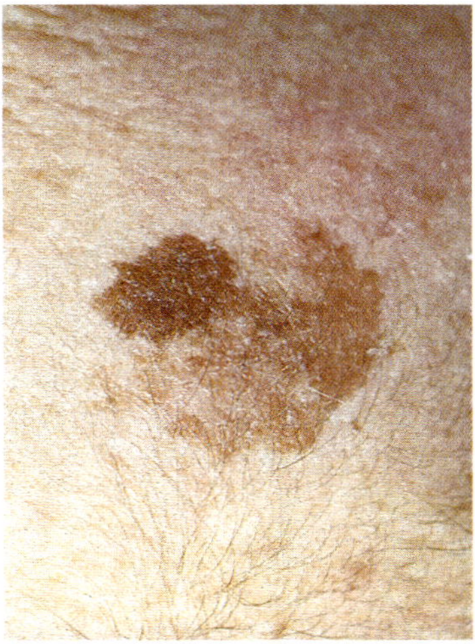

163

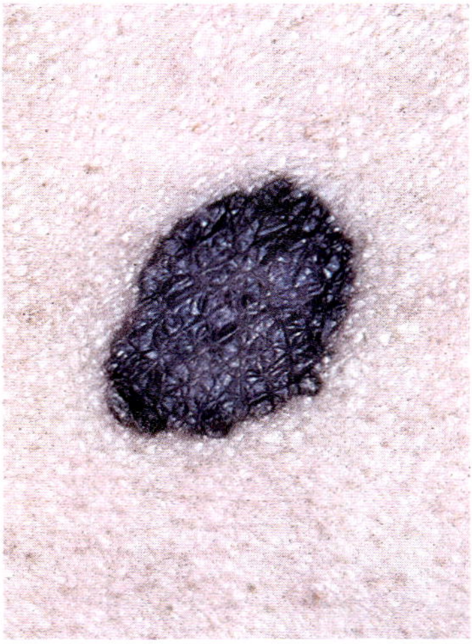

164

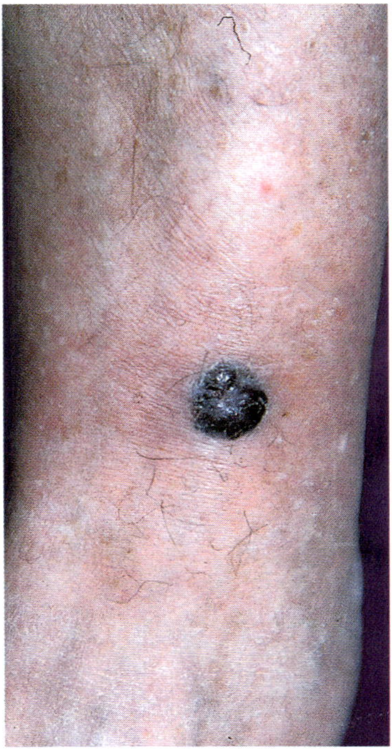

165

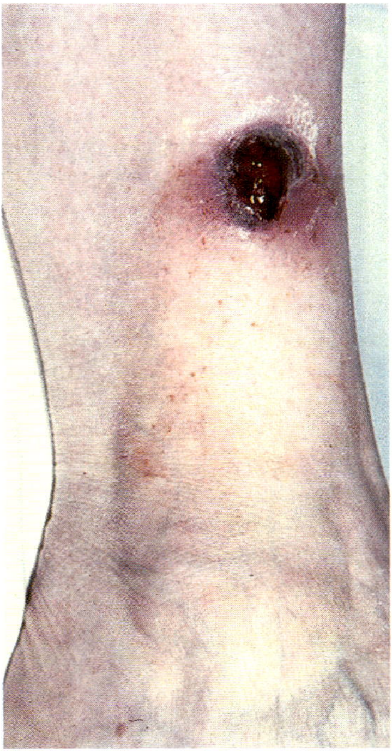

166

Knoten, Tumoren

Benigne pigmentierte Hautveränderungen; senile Keratose als Präkanzerose der Haut

Insgesamt 70 Hautveränderungen wurden schon mit einem Melanom verwechselt. Die wichtigsten sind: der **pigmentierte Nävuszellnävus**, der von Jugend an besteht und sehr oft behaart ist **(Abb. 167)**. Er kann einen depigmentierten Hof (Leucoderma acquisitum centrifugum) aufweisen und wird dann als Sutton-Nävus bezeichnet. Seborrhoische Warzen besitzen eine brombeerartige, speckige Oberfläche, die sich abkratzen läßt und dabei leicht blutet. Das eisenspeichernde **Histiozytom (Abb. 168)** hat eine glatte Oberfläche und eine sehr derbe Konsistenz und ist unter Umständen linsenförmig in die Haut eingelassen. **Thrombosierte Angiome (Abb. 169)** lassen am Rande gelegentlich nichtthrombosierte Anteile erkennen, während das **pigmentierte Basaliom** (**Abb. 236**, S. 129) durch seine Teleangiektasien, die es überziehen, gekennzeichnet ist. Das Granuloma teleangiectaticum ist durch seinen schmalbasigen Ansatz und seine große, primäre Blutungsneigung zu erkennen. Peri- und subunguale Melanome sind von Hämatomen, die mit dem Nagel nach vorne wachsen, oder von (schmerzhaften) Glomustumoren, einer Onychomykose, einer Paronychie oder einem Panaritium zu unterscheiden. Ein pigmentiertes Gebilde im Bereich der Medioklavikularlinie unter- oder oberhalb der Brust, die **überzählige Brustwarze** (Polythelie, **Abb. 170**), sollte eigentlich keinen Anlaß zu einer Verwechslung geben.

Als **Präkanzerosen** bezeichnet man Haut- und Schleimhautveränderungen, aus denen sich im Laufe von Jahren mit einer gewissen Regelmäßigkeit ein Karzinom entwickeln kann. Dazu zählen die Leukoplakie, die Lichtatrophie der »Landsmannshaut«, Arsenkeratosen und das Cornu cutaneum auf Papillomen, Keratoakanthomen, epithelialen Nävi, atypischen Warzen und senilen Keratosen. Die **senilen** (und aktinischen) **Keratosen** entstehen meist multilokulär **auf** einer **atrophischen Sonnenstrahlen-exponierten Haut** (**Abb. 171**, im Bereich des Nasenrückens). Die rundliche große, schmierig belegte gelbliche Läsion im Schläfenbereich stellt den **Zustand nach Röntgenbestrahlung** eines entstandenen **Hautkarzinoms** dar.

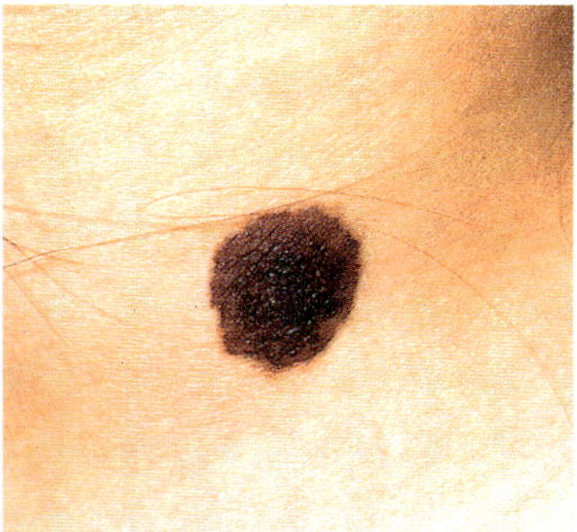

167

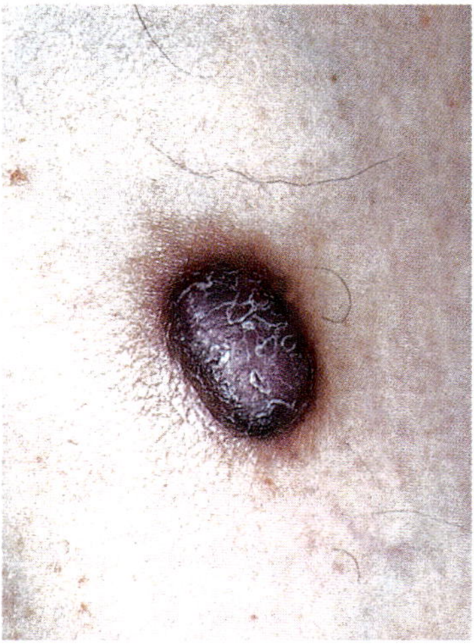

168

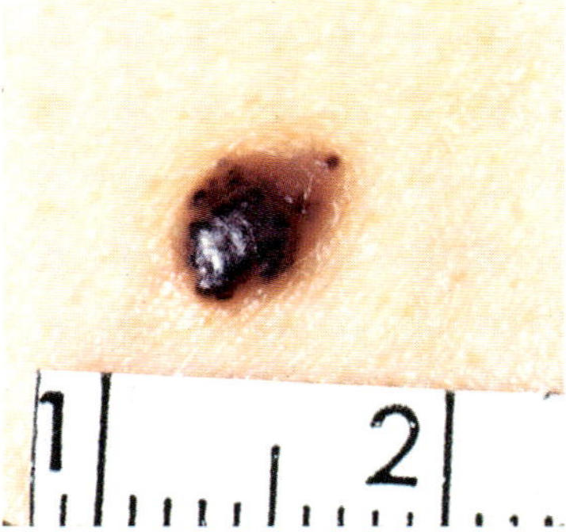

169

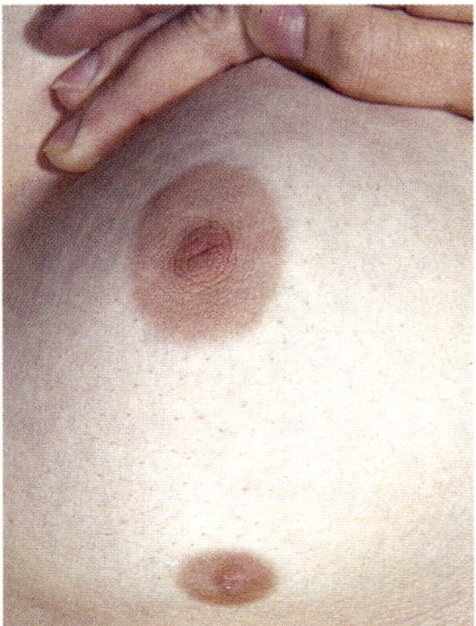

170

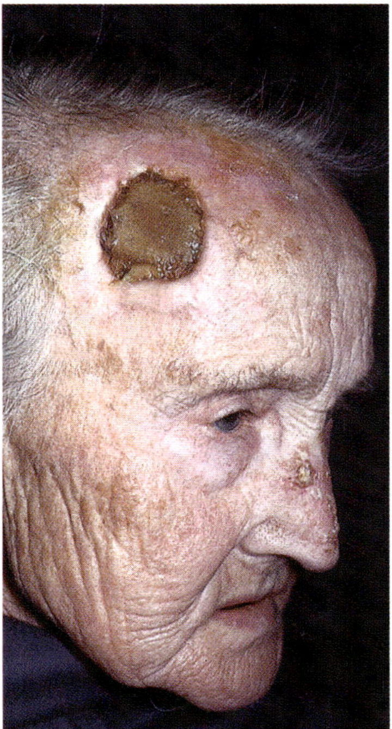

171

Entzündliche Schwellungen

Gesichtsschwellungen bei Parotitis und Zahnaffektionen

Schwellungen im Gesichtsbereich können von einer Parotisaffektion, z.B. einer Parotitis epidemica (Mumps), einer allergischen oder **eitrigen Parotitis (Abb. 172)** herrühren oder als marantische Parotitis und im Rahmen einer Febris undulans Bang sowie der Boeckschen Sarkoidose auftreten. Parotisschwellungen sind weiterhin ein häufiges Begleitsymptom des Sjögren-Syndroms oder können durch einen Speichelstein hervorgerufen sein. Beim Mumps tritt die Schwellung akut und zunächst einseitig auf, um in der Regel einige Tage später auf die andere Seite überzugehen. Differentialdiagnostisch müssen die langsam verlaufende, meist doppelseitige Parotishypertrophie sowie der Parotismischtumor und Schwellungen infolge Zahnaffektionen in die Überlegungen einbezogen werden.

Der erschwerte Durchbruch (Dentitio difficilis) eines Weisheitszahnes kann entsprechende einseitige Schwellungen, eine »dicke Backe«, hervorrufen. Diese kann aber auch weit häufiger die Folge einer akuten Verschlechterung der klinisch sonst meistens latenten, chronischen apikalen Parodontitis eines avitalen Zahnes (Parulis) sein. Neben der Wange kann dabei auch die Oberlippe anschwellen. Im Fall von **Abb. 173** liegt ein **Haut-** und **Schleimhautemphysem** im Bereich der linken unteren Wange vor, welches recht plötzlich nach Einsatz eines Druckluftbläsers zum Trockenblasen des aufgebohrten Zahnwurzelkanals auftrat und bei Druck von außen durch ein eigenartiges Knistern erkennbar ist.

Bei der Abszedierung **chronisch granulierender Entzündungsabläufe** nimmt der Eiter seinen Weg vom avitalen Zahn anstatt ins Vestibulum oris, wie bei der submukösen Phase einer Parulis, zur Außenhaut **(Abb. 174)**. Bevorzugte Lokalisationen sind dann der Unterkieferrand und -winkel, wenn der Prozeß von den unteren Prämolaren und Molaren ausgeht. Ebenso können derartige Prozesse am Kinn (von den Inzisivi des Unterkiefers ausgehend, **Abb. 175**) und am Augenwinkel (oberer Eckzahn) auftreten.

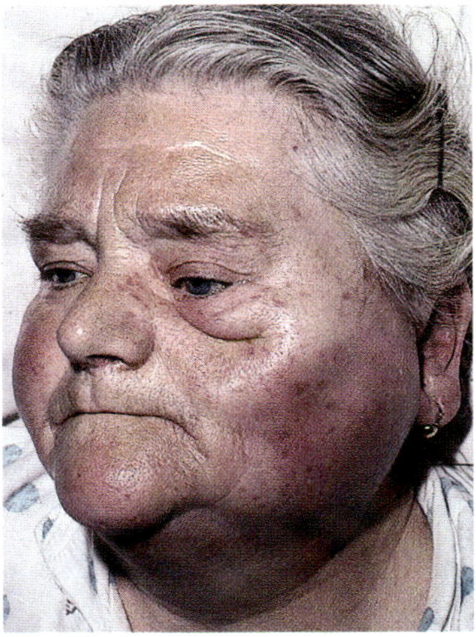

172

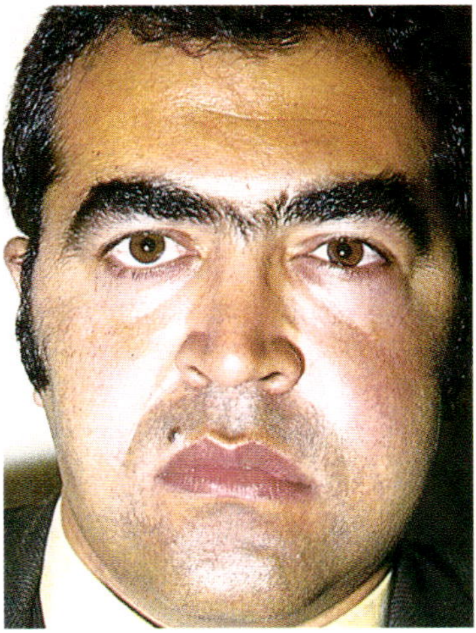

173

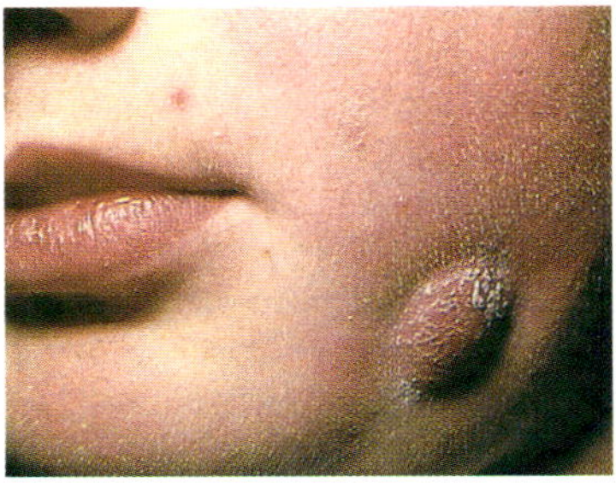

174

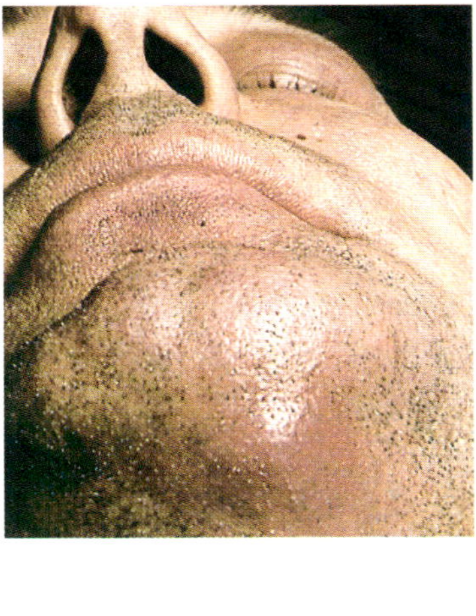

175

Fisteln und Abszesse

Fisteln bei Zahnaffektion und M. Crohn, kalte Abszesse, Osteomyelitis bei Sichelzellanämie

Als Komplikation chronisch granulierender Prozesse treten wie im Fall der **Abb. 176 Fisteln** auf, hier ausgehend vom avitalen Zahn 32. Eine Fistel stellt eine Verbindung zwischen zwei mit Epithel oder Endothel bedeckten Oberflächen dar, die entweder Anschluß an innere Organe oder nach außen gewinnt. Bekannt sind z. B. Kiemengangsfisteln (Bronchialfisteln im Bereich des Halses), (innere) Dünndarmfisteln im Mittelbauch und (äußere) **Analfisteln** (beide beim **M. Crohn, Abb. 177**). Sie werden besonders **perianal** bei 30–50% von M. Crohn des Dünndarms wie Kolons beobachtet. **Abbildung 177** zeigt den – erstaunlich symptom- und schmerzlosen – Befund bei einem solchen Patienten mit Befall des Rektums und ausgedehnten **Analfisteln** und -fissuren (Rima ani) mit drohender Sphinkterinsuffizienz. Die sichtbaren analen **Hautzipfel** sind jedoch von sehr fester Konsistenz.

Brettharte Hautinfiltrationen sind auch bei der **Aktinomykose** (Strahlenpilz) mit ihren schwappenden, entzündlich-roten **Abszessen** vorhanden, die durch die Haut durchbrechen können. Die Palpation bei der heute seltener zu beobachtenden Einschmelzung und Fistelbildung bei **Lymphknotentuberkulose** ergibt diesen harten Befund nicht. »**Kalte**«, reaktionsarme **Abszesse bei Tuberkulose** läßt **Abb. 178** erkennen. Solche kalten Abszesse gehen z.B. von tuberkulösen Wirbelherden aus und wandern meist entlang der anatomisch gegebenen Bahnen abwärts oder werden ohne Rötung und Hitze, teilweise mit Fluktuation im Bereich des vorderen Thorax – wie im abgebildeten Fall einer **kavernösen Lungentuberkulose** – beobachtet. Während diese Abszesse sich erst in spezifischen Kulturen als tuberkulös herausstellen, sind heiße Abszesse häufig Folge einer akuten Infektion mit E. coli oder Staphylokokken (Spritzenabszesse, paranephritische Abszesse, tropische Pyomysositis). Eiterungen, die durch die Haut durchbrechen können, treten in knapp 10% der Fälle Knocheninfarkt-bedingter **Osteomyelitis bei Sichelzellanämie** auf **(Abb. 179)**.

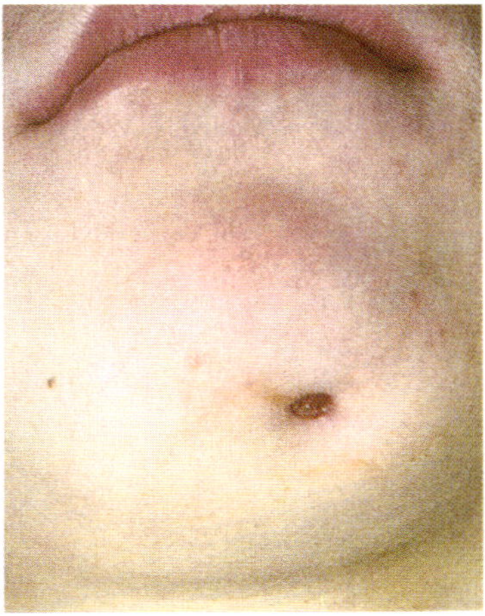

176

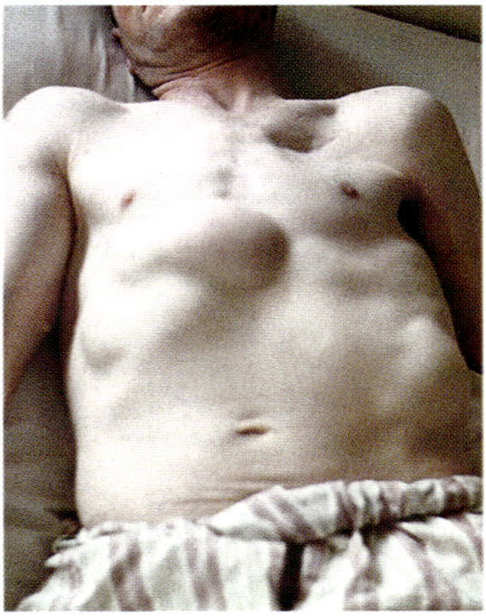

178

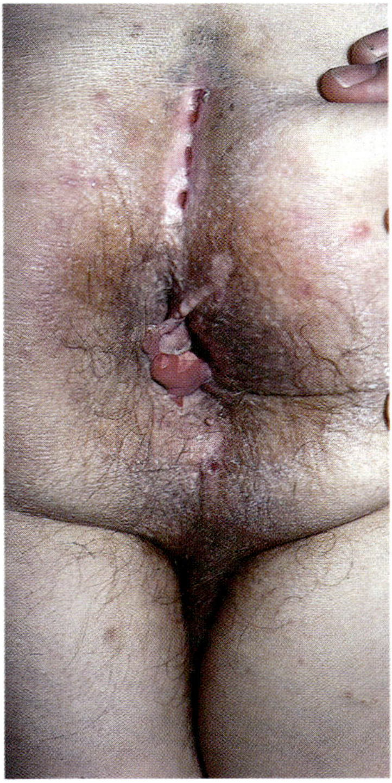

177

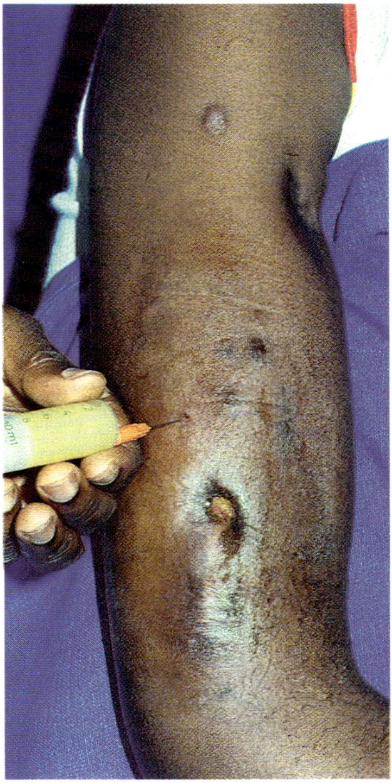

179

Herzinsuffizienz

Ödem und **Anasarka** breiten sich häufig symmetrisch aus. Bei ihrer Beurteilung sind neben physiologischen Ödemen nach längerem Stehen oder Sitzen (im Bereich der unteren Extremitäten) und der prämenstruellen Schwellungsneigung folgende pathogenetische Möglichkeiten für ein Ödem zu nennen: erhöhter Venendruck, erniedrigter onkotischer Druck (bei Hypoproteinämie), Störungen der Elektrolyte und Hormone, Kapillarwandschädigungen, Lymphstauungen, Adipositas (Lipödem), Medikamente und äußere Einwirkungen. Die Ödeme können trotz universeller Ausbildung partiell stärker entwickelt sein (Gesichts- und Lidödeme bei Nephritis und Nephrose, **Abb. 183**, S. 101); sie können, den Gesetzen der Schwere folgend, an den abhängigen Körperpartien besonders hervortreten (Herzstauungsödem, **Abb. 180, 181** u. **182**, S. 101) oder trotz universeller Ödembereitschaft mehr oder weniger lokal, flüchtig und in Schüben in Erscheinung treten: Beim allergischen Quincke-Ödem (**Abb. 53**, S. 29) sind nur Teile des Gesichts, die Augensäcke, die Ober- und/oder Unterlippe betroffen.

Generalisierte Ödeme gehören zum Erscheinungsbild jeder Art von feuchter **Herzdekompensation**. Die (normoproteinämischen) Ödeme des Herzkranken bevorzugen – wie gesagt – die abhängigen Körperpartien. **Abbildung 180** zeigt eine erheblich ausgeprägte **Ödembildung** des Unterhautzellgewebes **(Anasarka)** bei einer älteren Patientin mit Rechtsherzdekompensation. Die Ödembildung führte, nachdem sich die **unteren Extremitäten** und die **Bauchhaut** gefüllt hatten, zur Entwicklung eines Aszites. Die mageren oberen Extremitäten stehen dabei in strengem Gegensatz zum **Aszitesleib (Abb. 180)** und zu den mit Ödem gefüllten Beinen und Füßen (**Abb. 181**, dieselbe Patientin wie auf **Abb. 180**). Die verminderte Kochsalzausscheidung durch die Nieren bei Herzinsuffizienz sowie die in fortgeschrittenen Fällen auftretende Hypoproteinämie (Lebersynthesestörung) und Proteinurie vermehren die Ödembildung zusätzlich. Auf **Abb. 181** kommt die Spannung der ödematösen Haut mit **Dellenbildung nach Fingerdruck** eindrucksvoll zur Darstellung.

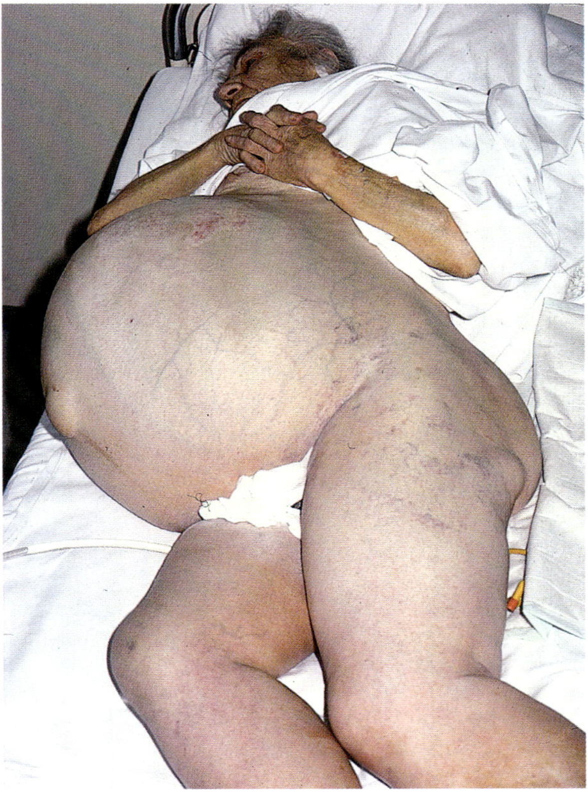

180

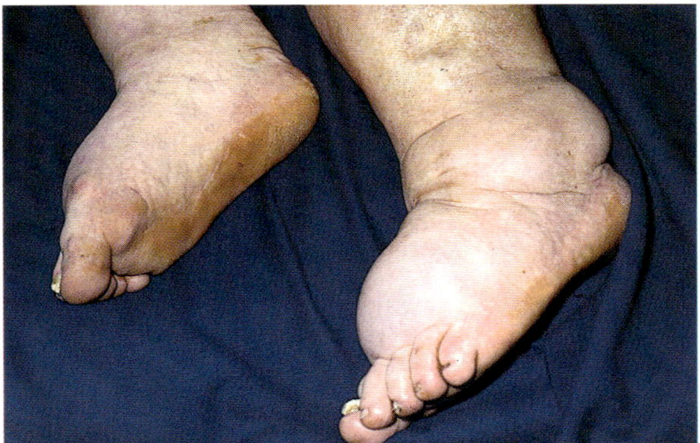

181

Ödeme

Skrotalödem bei Herzinsuffizienz, renales Ödem, Hungerödem

Die »feuchte Dekompensation« stellt das Vollbild einer Reihe von sekundären Veränderungen dar, die durch die Schwäche einer oder beider Herzkammern ausgelöst werden. Entstehungsmechanismus und Vollbild der Dekompensation werden vom Kardinalsymptom der Stauung beherrscht. Bei der primären Linksherzdekompensation ist der venöse Schenkel des kleinen Kreislaufs betroffen (Lungenstauung); die zunehmende Drucksteigerung führt zur vermehrten Arbeit des rechten Ventrikels, der früher oder später versagt (Rechtsherzdekompensation).

Ein Versagen setzt nicht allein eine primäre Schwäche des linken Ventrikels voraus, sondern das rechte Herz kann auch primär bei Lungenerkrankungen, Pulmonal- und Trikuspidalklappenfehlern dekompensieren. Das klinische Bild der Druckerhöhung und Stauung im venösen System des großen Kreislaufs wird von Symptomen seitens der Leber und Nieren sowie Stauungszeichen in Form der Anasarka und Wasseransammlungen in den Körperhöhlen (Aszites etc.), wie vorausgehend besprochen, beherrscht.

Daß diese Patienten kurzatmig sind, im Bett lieber »aufrecht« sitzen und eine hochgradige Zyanose der Haut, Lippen und Ohren das Bild komplettiert, bedarf der Erwähnung. Schließlich zeigt **Abb. 182** ein den Patienten besonders störendes Lokalsymptom hochgradiger Gewebsstauung bei Herzdekompensation: das **Skrotalödem** mit **unförmig angeschwollenem und aufgequollenem Präputium**, so daß das Wasserlassen erschwert und der Boden für Entzündungen und »Balanitis« bereitet ist.

Ödeme infolge erniedrigten onkotischen Drucks und Hydrämie **bei Nierenkrankheiten** mit Albuminurie (Glomerulonephritis; **nephrotisches Syndrom, Abb. 183**) zeigen eine geringe Abhängigkeit von der Körperlage und eine Mitbeteiligung von **Gesicht und Augenlidern**. In die Gruppe der hypoproteinämischen Ödeme gehört auch das **Hungerödem**, z. B. beim **Kwashiorkor** bei Kleinkindern in Entwicklungsländern **(Abb. 184)**, der gleichzeitig durch Haar- und Wachstumsstörungen und **Depigmentierungen** charakterisiert ist.

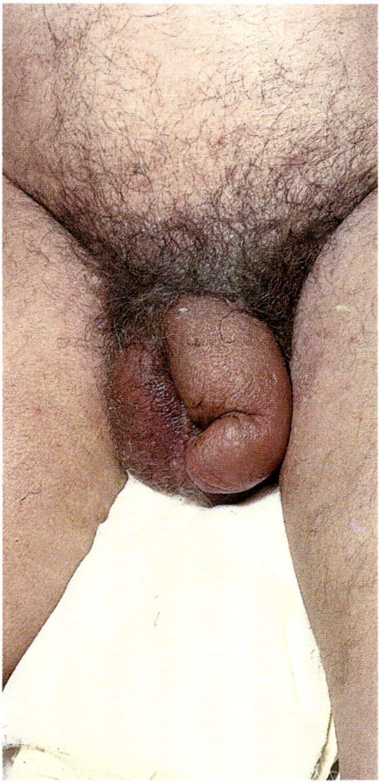

182

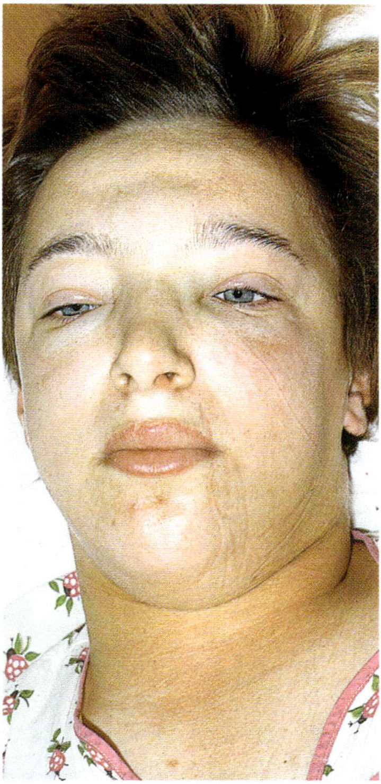

183

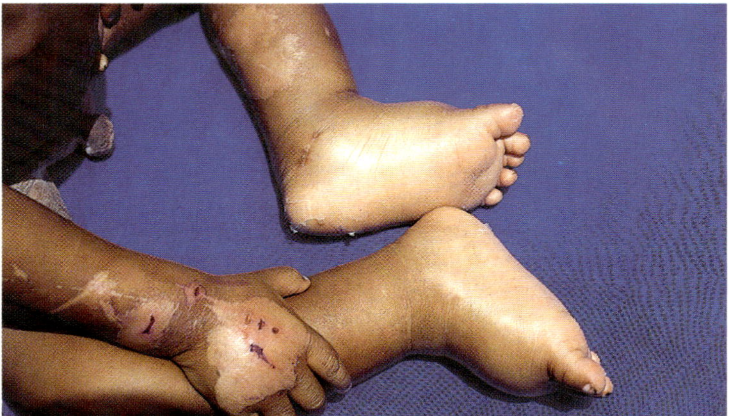

184

Hepatogenes Ödem, Lymphödem, Sudeck-Ödem

Das **hepatogene Ödem** wird vor allem bei der Leberzirrhose beobachtet und ist eine Folge des verminderten, Hypalbuminämie-bedingten onkotischen Drucks und der Pfortaderstauung. Infolge der portalen Stauung entsteht zuerst der Meteorismus, dann der Aszites und schließlich infolge Drucks auf die untere Hohlvene Wasseransammlung in den unteren Extremitäten. **Abbildung 185** gibt einen Kranken mit **Leberzirrhose und hochgradigem Aszites** wieder. Der magere Oberkörper, die noch dünnen Beine, das schmächtige Gesicht stehen in strengem Gegensatz zum Aszitesleib. Die Bauchhaut ist straff gespannt und glänzend; sie erscheint dünn, die Venen leuchten blau hindurch. In diesem Stadium der Leberzirrhose fehlt zumeist das Caput medusae (vgl. S. 72).

Im Gegensatz zu den kardialen und hypoproteinämischen Ödemen sind die chronischen, relativ derben und schmerzlosen **Lymphödeme** der Extremitäten nur schwer eindrückbar. Bei diesen auf eine organisch bedingte ungenügende Lymphdrainage zurückzuführenden Ödemen kennen wir **primäre Lymphödeme** (ohne bekannte Ursache der Lymphblockade), wie den Nonne-Milroy- oder Meige-Typ oder die (übliche) sporadische Form, und **sekundäre Lymphödeme** mit bekannter Ätiologie. Primäre Lymphödeme manifestieren sich fast ausnahmslos vor dem 35. Lebensjahr und betreffen in der überwiegenden Zahl der Fälle das weibliche Geschlecht. Sie können zwar einseitig beginnen; im späteren Verlauf ist allerdings in 50% der Fälle auch das kontralaterale Bein mitbetroffen. Sekundäre Lymphödeme kommen selten beidseitig vor. **Abbildung 186** zeigt das (irreversible) **Stadium II** eines **primären Lymphödems**. Stadium III wäre dann die sog. Elephantiasis. Ursachen für ein **sekundäres Lymphödem** sind neben dem postthrombotischen Syndrom die neoplastische Genese, die **Radikaloperation** sowie die **regionäre Bestrahlung** (**Abb. 187**, Patientin mit **Mammakarzinom**).

Schließlich sei noch **das diffuse Ödem** mit **gestraffter, glänzender Haut** der äußerst schmerzhaften rechten Hand einer Patientin mit Zustand nach längerer Gipsruhigstellung gezeigt (**Abb. 188, Sudeck-Ödem** bei Sudeckscher Knochendystrophie).

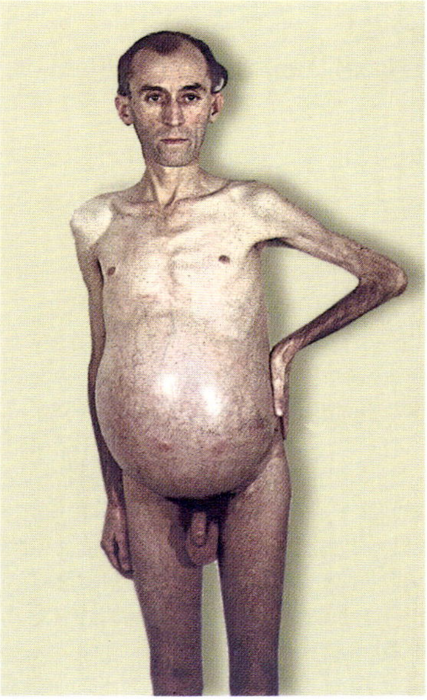
185

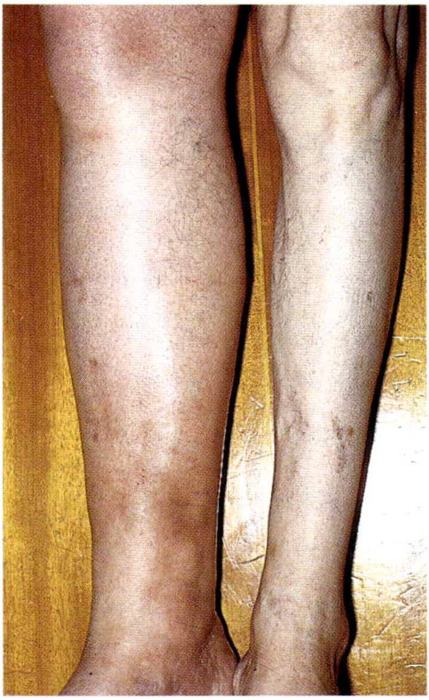
186

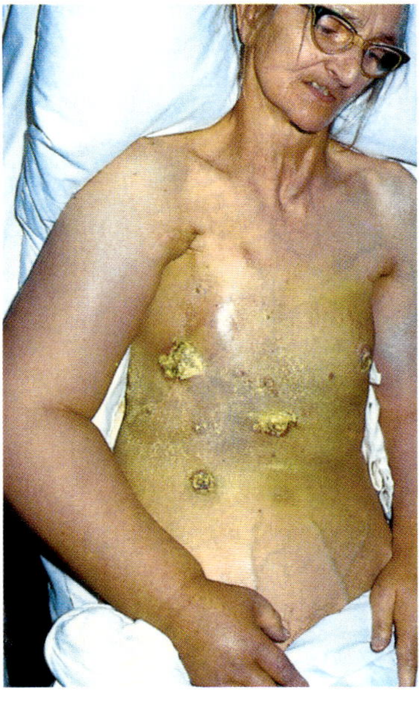
187

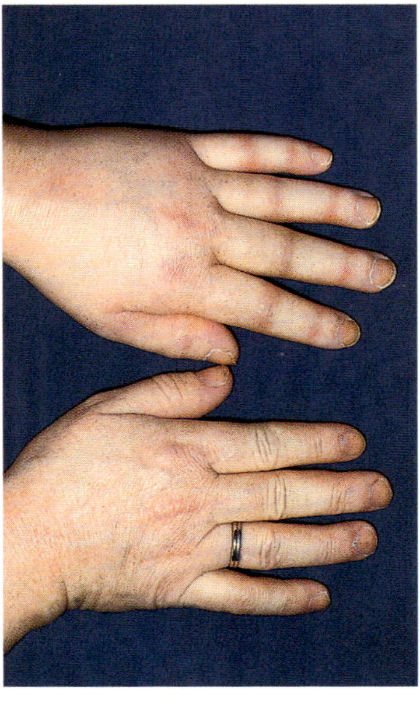
188

Veränderungen des Bewegungsapparates

Ossärer Schiefhals (Klippel-Feil-Syndrom), muskulärer Schiefhals, Spina bifida occulta

Die nachfolgenden Skelettveränderungen, Haltungs- und Bewegungsanomalien lassen sich blickdiagnostisch relativ leicht einordnen. Der **ossäre Schiefhals** (**Abb. 189** u. **190**) stellt eine kongenitale Skoliose der Hals- und oberen Brustwirbelsäule dar, die durch Verschmelzung von Wirbelsegmenten, Spaltbildungen und Zwischenschaltung asymmetrischer Wirbelrudimente entsteht. Neben der Schiefhaltung kommt es zur Verkürzung und Bewegungseinschränkung des Halses **(Kurzhals)**. Die **Haargrenze im Nacken steht tief**, und in ausgeprägten Fällen fehlt eine deutliche Abgrenzung zwischen Kopf und Rumpf **(Abb. 190)**. Wir sprechen dann vom **Klippel-Feil-Syndrom**. Fakultative Fehlbildungen dabei sind Aplasie des M. sternocleidomastoideus, Gaumenspalten, Syndaktylie (vgl. S. 122), angeborener Schwachsinn und kongenitale Herzmißbildungen (10–20% der Fälle). Fast regelmäßig findet sich ein Flügelfell des Halses **(Pterygium colli, Abb. 189)**.

Beim **muskulären Schiefhals (Abb. 191)** handelt es sich um eine Mißbildung, die primär die **Muskulatur einer Halsseite, vorwiegend** den **M. sternocleidomastoideus**, betrifft. Hervorstechendes Zeichen ist die Verkürzung und Verhärtung des Kopfnickermuskels mit sekundärer Verunstaltung der Schädel- und Gesichtsknochen und weiter entfernt liegender Wirbelsäulenabschnitte. Die Gesichtsskoliose zeigt sich an der verlorengegangenen Parallelität der Augen- und Mundlinien mit Verkleinerung des Dreiecks zwischen dem Ohrtragus sowie Mund- und Augenwinkel.

Von den Hemmungsmißbildungen im Bereich der Wirbelsäule wird der **unvollständige Schluß** der Wirbelbögen an einer hernienartigen Vorwölbung der Rückenmarkshäute (mit oder ohne Beteiligung des Rückenmarks) als Spina bifida cystica oder bei verdeckter hinterer Wirbelbogenspalte **(Spina bifida occulta)** an Gefäßbildungen, Pigmentierungen, Einziehungen oder **Behaarung**, häufig im lumbosakralen Übergangsbereich, erkannt **(Abb. 192)**.

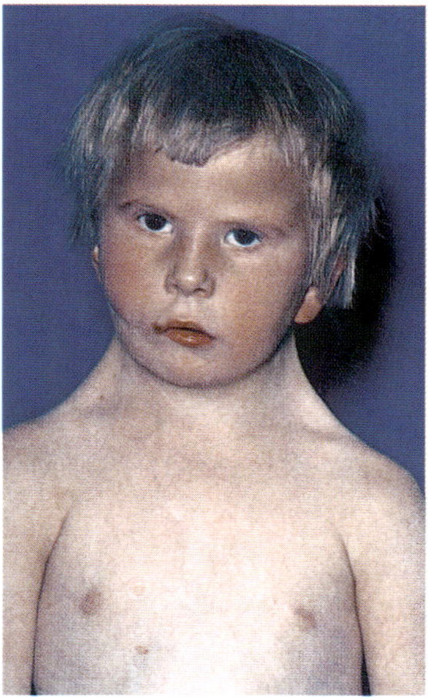

189

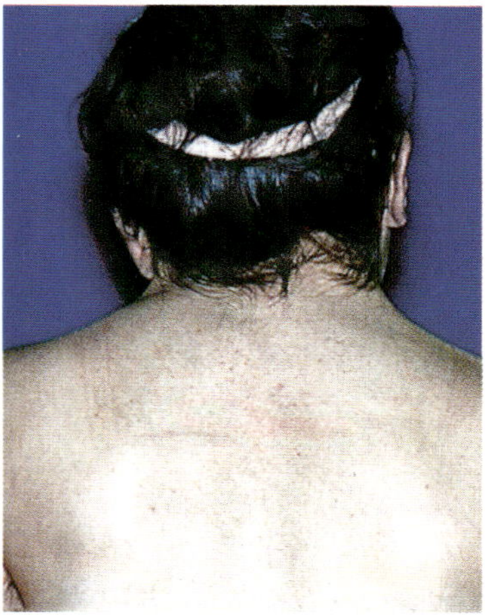

190

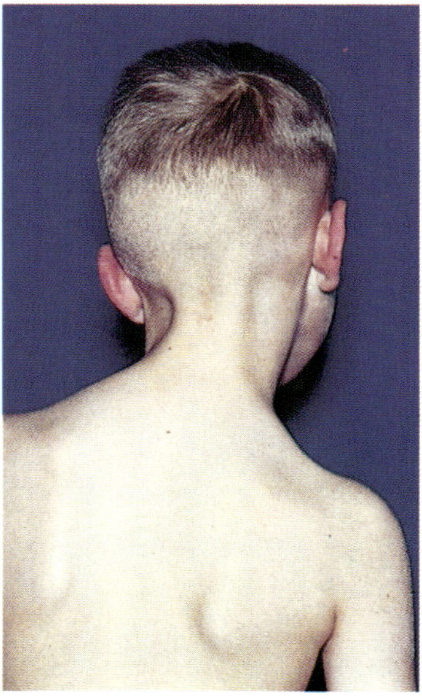

191

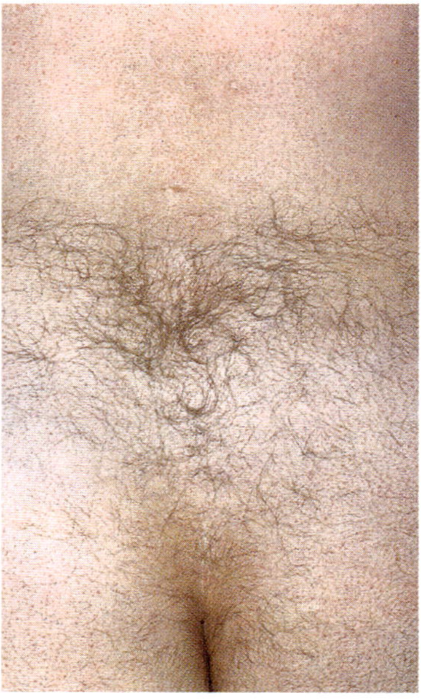

192

M. Scheuermann, Spondylitis ankylosans Bechterew, Gibbus

Eine bereits in jugendlichem Alter fixierte Dorsalkyphose deutet auf die **Scheuermannsche Krankheit** hin. Diese Adoleszenten**kyphose (Rundrücken)** bevorzugt das **kaudale Drittel der Brustwirbelsäule (Abb. 193)** und stellt eine Form der aseptischen Knochennekrose dar, die röntgenologisch durch eine unregelmäßige Kontur der Deck- und Bodenplatten einzelner Wirbelkörper, Deckenplatteneinbrüche (Schmorlsche Knorpelknötchen) und Keilwirbelbildung charakterisiert ist. Ursache sind erblich, konstitutionell und endokrin bedingte Wachstumsstörungen. Der Krümmungsscheitel der nach kaudal verlagerten Brustwirbelkyphose liegt unterhalb der Schulterblattspitzen **(Abb. 193).**

In seiner stärksten Ausprägung zeigt sich der Rundrücken bei der **Bechterewschen Krankheit** (**Abb. 194** u. **195**). Das Vollbild der Spondylitis ankylosans (Androtropie von 90%; Manifestation zwischen dem 15. und 30. Lebensjahr) ist charakterisiert durch die totale Steifhaltung der Wirbelsäule und den Haltungsverfall. In typischen Fällen ist die Lendenlordose abgeflacht, die **Kyphose der Brustwirbelsäule maximal verstärkt** und der **Kopf vorgestreckt**. In dem Bestreben, den Gesichtskreis möglichst zu erhalten, wird meistens die **Lordose der Halswirbelsäule** verstärkt **(Abb. 194)**. Die Ankylosierung steigt in der Regel von kaudal nach kranial auf. Die Wandstarre des Thorax (Beteiligung der Rippen-Wirbelgelenke) zwingt zu verstärkter Abdominalatmung. Dadurch und durch die ventrale Raumbeengung infolge verstärkter Kyphose kommt es in typischen Fällen zum Auftreten **querer Bauchfalten** und zum **kugelförmigen Vortreten des Abdomens (Abb. 195).**

Im Gegensatz zur mehr oder weniger gebogenen Kyphose findet sich bei einem Gibbus, z. B. bei **tuberkulöser Spondylitis (Abb. 196)**, eine **winkelige Deformierung** der Wirbelsäule in der Pfeilebene. Der Prozeß ist in der Regel auf ein oder wenige Wirbelsegmente beschränkt.

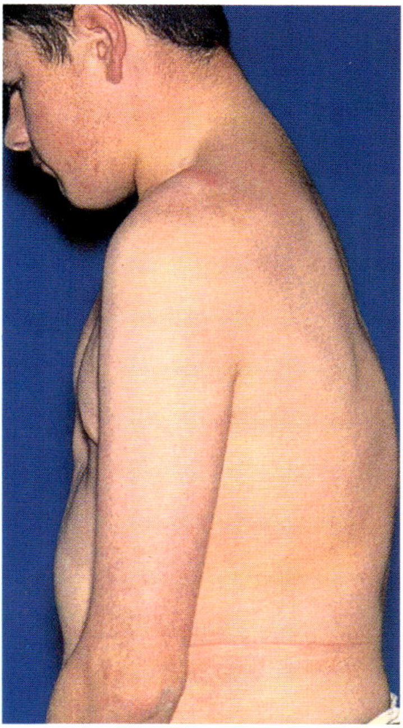

193

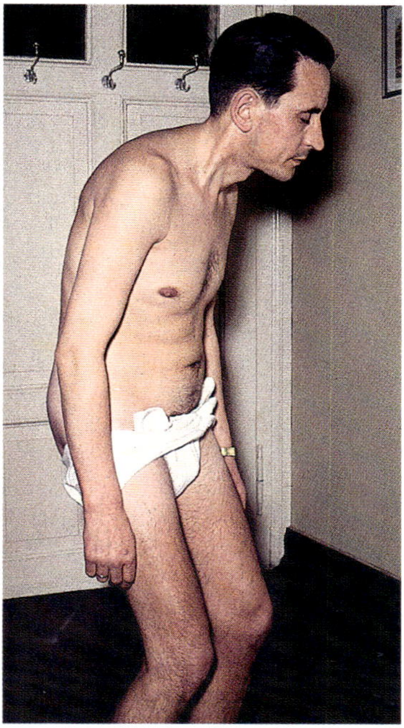

194

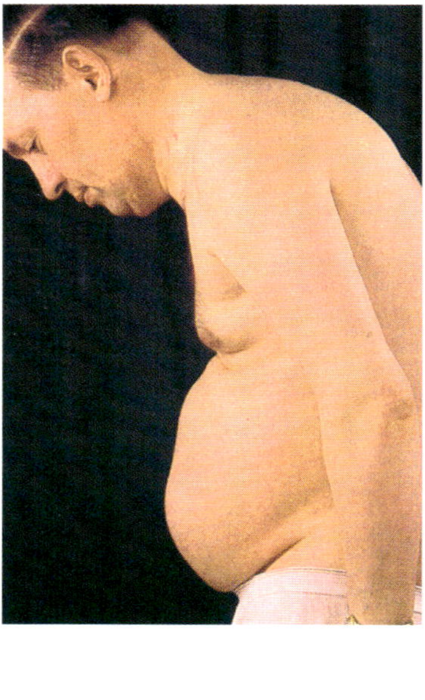

195

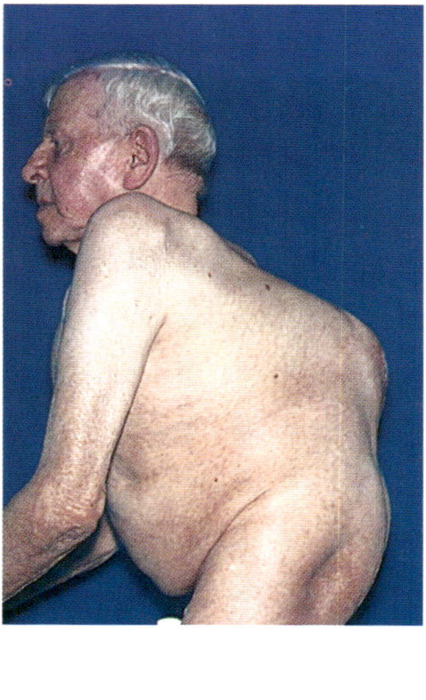

196

Zeichen neurologischer Störungen

Periphere Fazialis-, Okulomotoriuslähmung

Auf den nachfolgenden Seiten werden Zeichen neurologischer Störungen besprochen, insbesondere bei Lähmungen der wichtigsten Hirnnerven und der Hauptnerven des Armes.

Bei der **peripheren Fazialislähmung** (**Abb. 197** u. **198**) besteht eine **Lidspaltendifferenz** bei Befall fast immer aller drei Äste des Nerven. Die Lidspalte der betroffenen Seite ist durch die Lähmung des M. orbicularis oculi und das Herabhängen des Unterlides erweitert **(Abb. 197)**; das Auge bleibt bei dem Versuch, es zu schließen, offen (paralytischer **Lagophthalmus** oder Bellsches Phänomen, **Abb. 198**). Die Stirn der gelähmten Gesichtsseite kann nicht gerunzelt **(Abb. 197)**, die Wangen-, Mundwinkel- und Kinnmuskulatur kann nicht innerviert werden **(Abb. 197)**. Die plötzlich auftretende idiopathische (»rheumatische«) Form, die oft mit passageren Gesichtsschmerzen, Hyperakusis und Geschmacksstörungen auf den vorderen zwei Dritteln der entsprechenden Zungenhälfte vergesellschaftet ist, kommt am häufigsten vor. Differentialdiagnostisch ist vor allem nach otogenen Prozessen (Cholesteatom etc.), Tumoren im Bereich des Hirnstammes oder Kleinhirnbrückenwinkels, entzündlichen Erkrankungen (Arachnitis, Zoster opticus, Polyneuritis, Lyme-Borreliose), metastatischen Prozessen der Schädelbasis und Traumen in der Vorgeschichte (Felsenbein) zu fahnden.

Bei **Schädigung des N. oculomotorius** kommt es zu der auf den **Abbildungen 199** und **200** abgebildeten Lähmungsform. Durch Lähmung des. M. levator palpebrae sup. besteht eine **Ptosis des Oberlides** (s. auch S. 71) bzw. ein **Unvermögen, das Auge zu öffnen**; der **Augapfel** steht dabei **in Schielstellung nach temporal und unten**. Da zusätzlich auch der innere Anteil des N. oculomotorius betroffen ist, der den M. sphincter pupillae und den M. ciliaris innerviert, sind **Mydriasis** (Pupillenerweiterung), **absolute Pupillenstarre** und **Akkommodationslähmung** die Folge. Im Falle der **Abbildungen 199** und **200** ist die **komplette Okulomotoriusparese** durch ein an der Schädelbasis lokalisiertes Gefäßaneurysma entstanden.

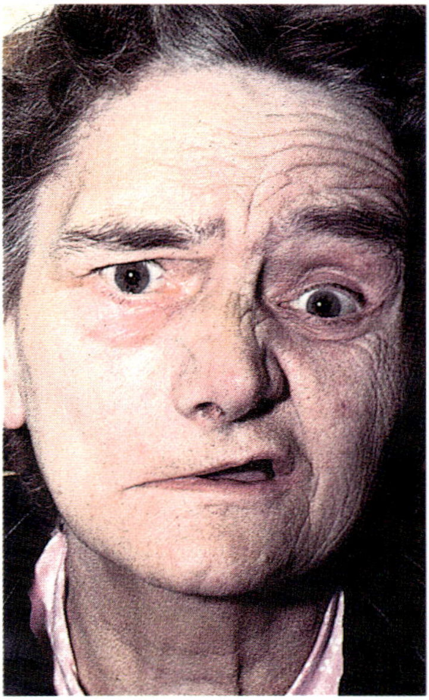

197

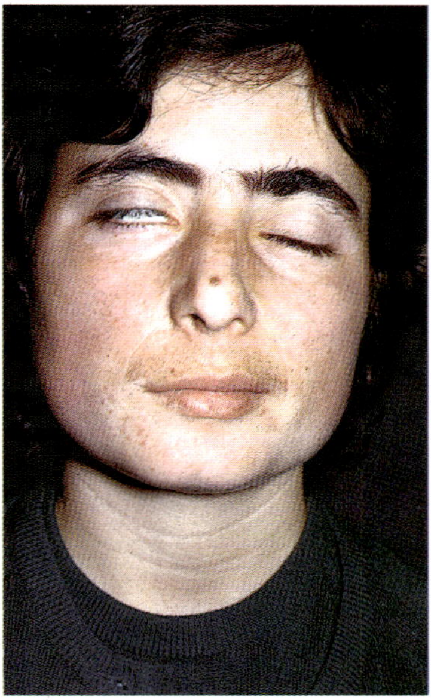

198

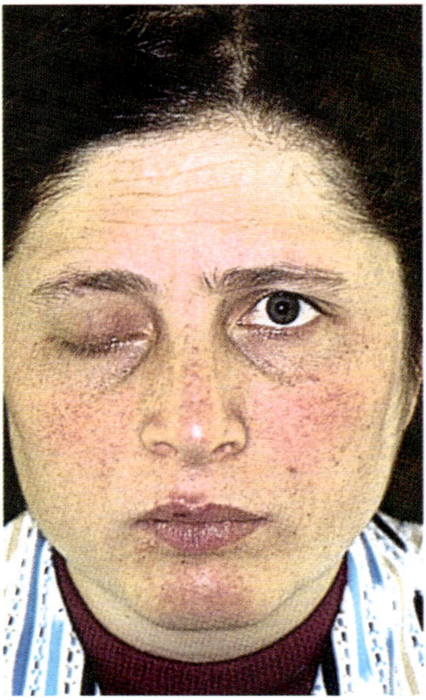

199

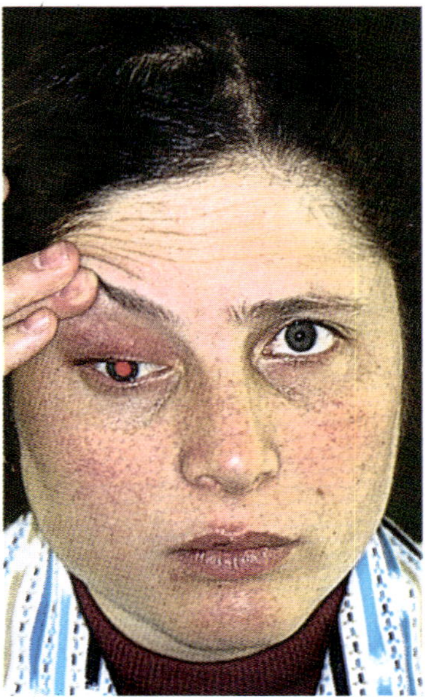

200

Horner-Syndrom; Abduzenslähmung; zentrale Fazialislähmung und Hypoglossuslähmung

Eine **Lidspaltendifferenz** besteht auch beim **Horner-Syndrom (Abb. 201)**. Es bestehen eine **Ptosis, Miosis** (Lähmung des M. dilatator pupillae) und ein Zurücksinken des Augapfels in die Orbita (**Enophthalmus** durch Sympathikuslähmung des glatten Orbitalmuskels). Die **Hornersche Trias** läßt auf eine proximale Schädigung der obersten Thorakalwurzel vor Abgang des R. communicans albus zum Sympathikusgrenzstrang schließen. Seltener entsteht sie durch eine Läsion der zentralen Sympathikusbahn im Hirnstamm. Als Ursache ist an Prozesse am Übergang vom Hals- zum Brustmark (Syringomyelie, Tumoren, multiple Sklerose etc.), Grenzstrangläsionen (traumatische oder tumoröse Schädigung des unteren Plexus brachialis), Prozesse im Bereich der Pleurakuppel (Pancoast-Tumor, Schwarten), Wurzelkompression bei Osteochondrose und Prozesse im Bereich der A. carotis zu denken.

Bei der Patientin auf **Abb. 202** besteht eine **Abduzenslähmung rechts**, die als isolierte Parese der äußeren Augenmuskeln z.B. Schädelfrakturen, Tumoren oder Entzündungen im Bereich der Schädelbasis, retroorbitale Tumoren, Hirndruck und Myopathien als Ursache hat. Die Abduzenslähmung führt zum **Ausfall des Blickes zur Seite** mit entsprechenden horizontalen Doppelbildern. Beim Blick in Richtung des gelähmten Muskels bleibt das rechte Auge zurück.

Bei **zentraler Fazialislähmung** sind Stirn- und Augenast wegen der bilateral-symmetrischen Innervation der motorischen Hirnnervenkerne – wie bei dem Patienten von **Abb. 203** – meist nicht mitbetroffen, jedoch nicht selten mit anderen gleichseitigen motorischen Hirnnervenausfällen vergesellschaftet, insbesondere an Gaumensegel und Zunge. Im vorliegenden Fall war die Ursache für das **Abweichen der Zunge nach der Seite der Lähmung** beim Vorstrecken **(Hypoglossuslähmung)** ein apoplektischer Insult bei **arterieller Hypertonie** (Facies rubra!). Die Seitenabweichung der Zunge erfolgt, weil sie von der Muskulatur der gesunden Seite herübergedrängt wird.

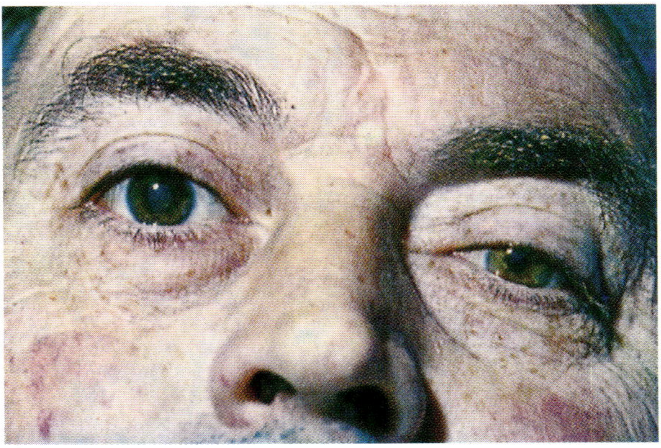

201

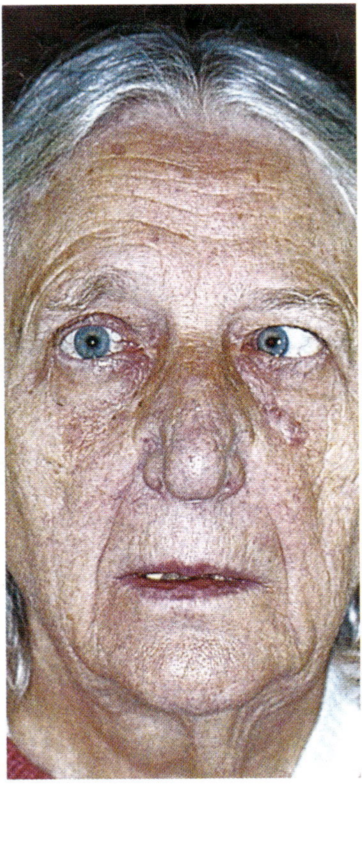

202

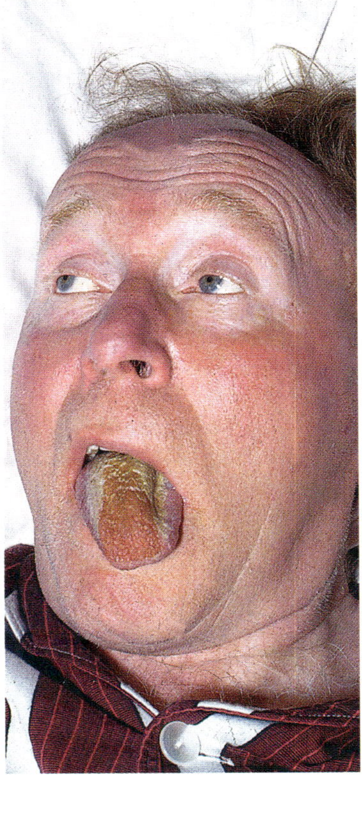

203

Radialis-, Medianus-, Ulnarislähmung

Vom N. radialis werden die Handgelenks- und Fingerstrecker innerviert; eine **Radialislähmung** führt daher zur »Fallhandlähmung« (**Abb. 204**, rechte Hand). Der Faustschluß ist nur bei passiver Handextension möglich, da bei der Fallhandstellung die extrem entspannten Sehnen für eine ausreichende Beugung nicht mehr genügend verkürzt werden können.

Der N. medianus innerviert den Daumenballen und die Fingerbeuger, jedoch wird der M. flexor digitorum profundus teilweise, und zwar für die Beugung des 3. bis 5. Fingers, vom N. ulnaris mit innerviert. **Bei** der **Medianuslähmung** findet man daher eine **Daumenballenatrophie (Abb. 206)** mit Oppositionsunfähigkeit des Daumens (»Affenhand«). Beim Versuch, die Faust zu machen, können lediglich die ulnaren Finger gebeugt werden. Es entsteht das charakteristische Bild der »Schwurhand« **(Abb. 205)**. Eine isolierte **Daumenballenatrophie** ohne »Schwurhand« liegt allerdings oft beim **Karpaltunnelsyndrom (Abb. 206)** vor, wenn die Kompressionsstelle des N. medianus durch die Hypertrophie des Ligamentum carpi transversum distal der Vorderarmmitte lokalisiert ist, wobei dann lediglich ein Ausfall der Medianus-versorgten Handmuskeln vorliegt. Die Hypertrophie tritt spontan und bei Arbeiten unter dauernder Handextension auf (Büglerinnen). Differentialdiagnostisch muß bei der isolierten Daumenballenatrophie an spinale Erkrankungen (vgl. S. 114), eine Wurzelschädigung bei Osteochondrose oder eine Plexuskompression bei Skalenussyndrom gedacht werden (Frühsymptom). Die Symmetrie des Schwundes der kleinen Handmuskeln weist lokalisatorisch auf das untere Halsmark hin.

Die **Ulnarislähmung** schließlich ist an der **Atrophie** der von diesem Nerven versorgten **Zwischenknochen- (Abb. 207)** und **Kleinfingerballenmuskulatur** zu erkennen. Durch den Ausfall der Zwischenknochenmuskeln kommt es zur Spreiz- und Adduktionsschwäche der Finger, ferner zur »Krallenhandstellung« mit Streckhaltung in der Grund- und Beugehaltung in den Mittel- und Endgelenken der Finger. Die überwiegende Zahl der Ulnarislähmungen ist traumatischer Genese.

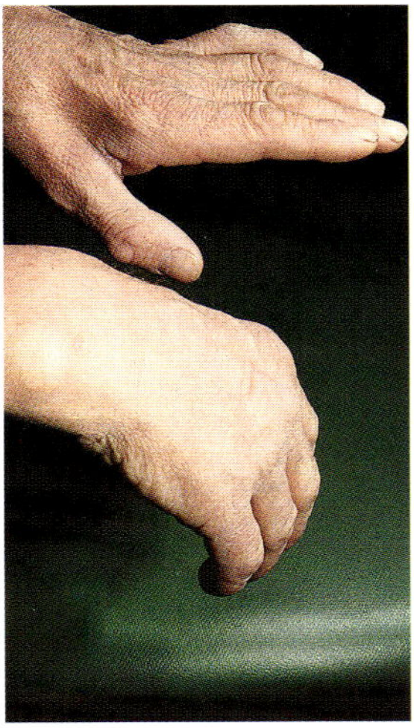

204

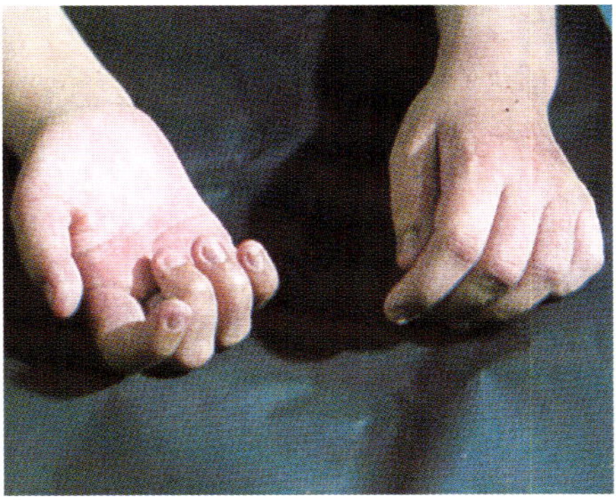

205

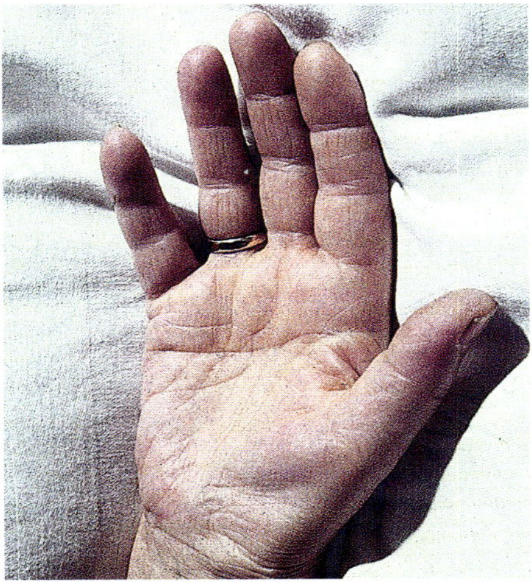

206

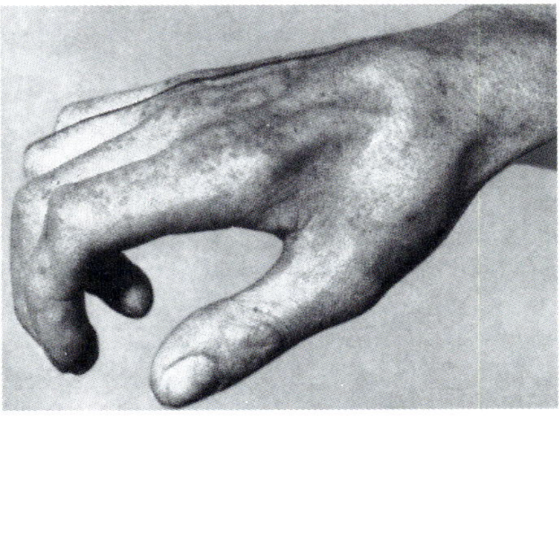

207

Amyotrophische Lateralsklerose, Dystrophia musculorum progressiva, neurale Muskelatrophie

Abbildung 208 zeigt einen Patienten mit ausgedehnten Nacken-, Schultergürtel- und Oberarmatrophien (Systemerkrankung der motorischen Vorderhornzellen; fibrilläre Muskelzuckungen!). Das Fehlen von Sensibilitätsstörungen und die spastischen Zeichen an den Beinen kennzeichnen die Erkrankung als **amyotrophische Lateralsklerose (skapularatrophischer Typ)**. Spastische Lähmungen können bei diesem degenerativen Nervenleiden sowohl erst später als auch schon als Vorboten auftreten, die Atrophien sowohl an den Beinen (Peronealtyp) als auch an den kleinen Handmuskeln (brachialatrophischer Typ, **Abb. 209**) beginnen und dann langsam aszendieren. Durch Übergreifen auf die motorischen Hirnnervenkerne kann es zusätzlich zu bulbärparalytischen Störungen kommen.

Abbildung 210 zeigt die am häufigsten vorkommende, nur männliche Individuen betreffende, geschlechtsgebunden rezessiv-erbliche **Duchenne-Form der Dystrophia musculorum progressiva** (Erb). Der Befall der Gesäßmuskeln, der Hüftbeuger und Kniestrecker bei dieser Myopathie führt zu einer zunehmend schnelleren Ermüdbarkeit beim Gehen. Mitunter wird der Untergang von Muskelgewebe durch Zunahme des Fett- und Bindegewebes ausgeglichen (Pseudohypertrophie der Waden). Durch die Schwäche der Rumpf- und Bauchmuskulatur kommt es zur **Hyperlordosierung der Wirbelsäule mit Hängebauchbildung (Abb. 210)**. Ein typischer »Watschelgang« findet sich bei Beteiligung der Becken- und Oberschenkelmuskulatur. Unterarme und Hände bleiben im allgemeinen verschont.

Ein langsam progredienter, von distal aufsteigender Muskelschwund, zunächst an den Beinen, später an den Armen, muß an eine **neurale Muskelatrophie** (Charcot-Marie-Tooth, **Abb. 211**) denken lassen, eine erbliche degenerative Erkrankung der peripheren Nerven, die meist in der Kindheit ausbricht. Es finden sich alle Kriterien der schlaffen Lähmung, insbesondere der Muskelschwund (»Storchenbeine«) mit den entsprechenden funktionellen Störungen und Störungen der Oberflächen- und Tiefensensibilität (Gangunsicherheit).

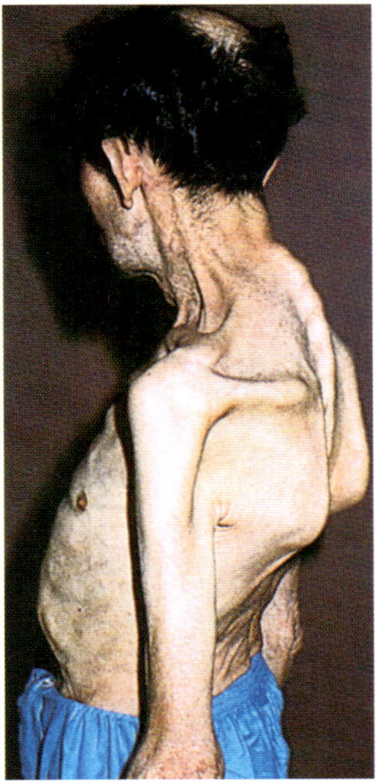

208

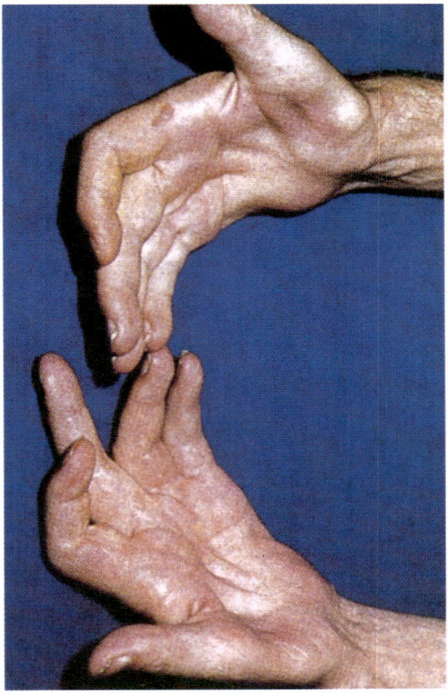

209

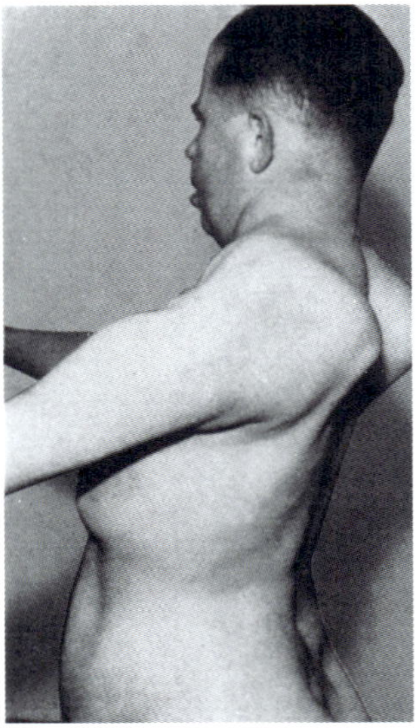

210

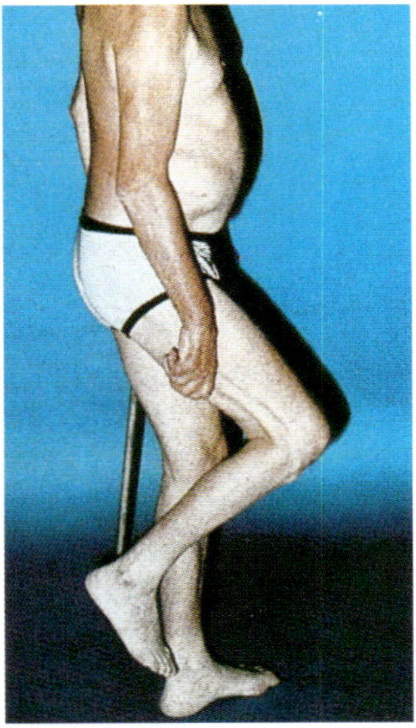

211

Chronische Polyarthritis, Arthritis mutilans

Die chronische bzw. **rheumatoide Polyarthritis** beginnt in der Regel schleichend ohne Fieber und meist **symmetrisch** in den kleinen Gelenken, bevorzugt in den **proximalen Interphalangeal-**, den **Fingergrund-** und den **Handgelenken**. Die entsprechenden Gelenke der unteren Extremität sind häufig gleichfalls betroffen. Die Kranken (Frauen sind ungefähr dreimal so häufig betroffen wie Männer) klagen über morgendliche Steifigkeit sowie Schmerzen in den betreffenden Gelenken. Klinisch fallen Überwärmung und **Schwellungen** auf. So zeigt die Haut der 30jährigen Frau auf **Abb. 212** (rechte Bildhälfte) mit Stadium I (nach Steinbrocker et al.) und einer Krankheitsdauer von 8 Monaten – im Gegensatz zur normalen Vergleichshand der linken Bildhälfte – **spindelförmige Schwellungen der Mittelgelenke des 2. bis 4. Fingers mit ödematöser Durchtränkung** der **Weichteile und des Radiokarpalgelenks** als Ausdruck der periartikulären Entzündung. Es fehlt der Nachweis von Endgelenksverdickungen und einer Muskelatrophie in diesem Stadium, die dann im Stadium II deutlich ausgeprägt sind.

Abbildung 213 zeigt eine bei der chronischen Polyarthritis zu beobachtende charakteristische Veränderung bei einer 40jährigen Patientin mit Stadium II–III: die sog. **Schwanenhalsdeformität** der Langfinger im Bereich des 2. Fingers rechts (**Überstreckung** im Mittel-, **Beugung** im Endgelenk); zusätzlich besteht eine **Luxation im Mittelgelenk des 5. Fingers** links. Die im fortgeschrittenen Stadium leider häufig zu beobachtenden verkrüppelten Hände werden auf **Abb. 215**, S. 119, abgebildet.

Eine seltene Verlaufsform der chronischen Polyarthritis stellt die **Arthritis mutilans (Abb. 214)** dar. Infolge der Zerstörung und Resorption großer Anteile gelenknaher Knochenabschnitte sind die Finger insgesamt verkürzt (sichtbare **Querfalten** der Haut). Die Finger lassen sich **fernrohrartig** auf ihre ursprüngliche Länge herausziehen (Teleskopfinger). Das hier bestehende ausgeprägte, **eindrückbare Weichteilödem** weist auf einen Entzündungsschub hin.

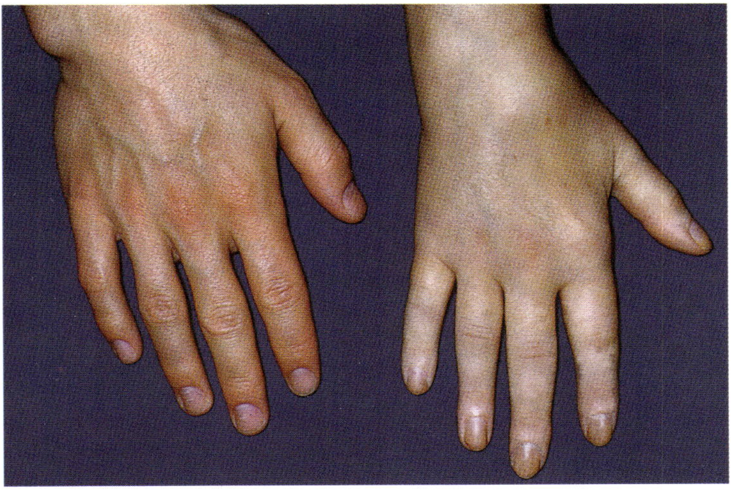

212

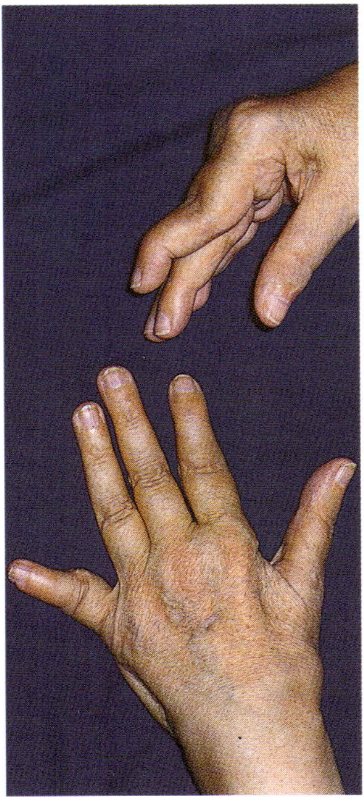

213

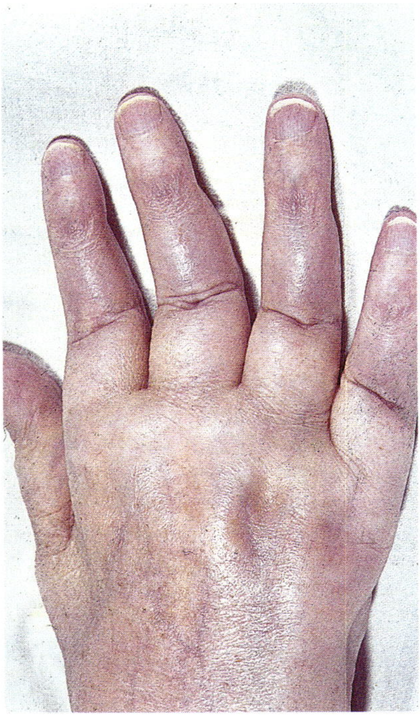

214

Gelenkveränderungen

Rheumaknoten, Gichtknoten, Gelenkxanthome

Das **fortgeschrittene Stadium** der **chronischen Polyarthritis** zeigt **Abb. 215** bei einer 60jährigen Frau mit einer Krankheitsdauer von 18 Jahren. In diesem Stadium III–IV sind die folgenden Befunde typisch: Verkürzung der Handwurzel (röntgenologisch beginnende Gelenkzerstörungen bis zur Synostosierung), Kapselverdickungen im Sinne von sog. **Rheumaknoten über den Grundgelenkstreckseiten** aller Finger beider Hände, die verschiedenen Spielarten der Fingerdeformation wie **ulnare Deviation der Finger** und **Zehen** (vgl. auch **Abb. 234**, S. 127), **90/90-Deformität des Daumens** (Beugung im Grund-, Überstreckung im Endgelenk, jeweils um etwa 90 Grad), Atrophie der Mm. interossei und **Subluxationen**.

Bei Kombination der chronischen Polyarthritis mit einer Psoriasis vulgaris (vgl. S. 46) ist der Gelenkbefall häufig asymmetrisch und betrifft eher die distalen Interphalangealgelenke an Händen und Füßen und öfters auch die Hüft- und Ileosakral- sowie die Halsintervertebralgelenke. Eine Geschlechtsbevorzugung ist dann nicht zu beobachten. Die **Psoriasis arthropathica** tritt innerhalb eines Kollektivs von Patienten mit Psoriasis in bis zu 10% der Fälle auf.

Die **subkutanen rheumatischen Granulomknoten (Abb. 216)** finden sich fast ausschließlich bei schweren Formen der **chronischen Polyarthritis**. Sie treten bei 20 – 25% der chronischen Rheumatiker auf und haben ihren häufigsten Sitz im **juxtaartikulären Bereich der Ellenbogen**. Sie kommen aber auch an anderen Stellen vermehrten mechanischen Drucks (prätibial, präsakral, im zehengrundgelenknahen Fußsohlenbereich) vor und sind Zeichen der Aktivität des synoviitischen Prozesses. **Differentialdiagnostisch** muß an einen **Gichtbefall der Ellenbogen (Abb. 217)** bzw. der **Handgelenke (Abb. 218)** oder an gelenknahe **Xanthome (Abb. 219)** gedacht werden. **Gichttophi** sind aufgrund ihrer **weißlichen** subkutanen **Verfärbung** und ihrer **periartikulären Lokalisation** anzunehmen (vgl. auch S. 158). Die auf **Abb. 219** bei einer Patientin mit **essentieller familiärer** (xanthomatöser) **Hypercholesterinämie** gezeigten schmerzhaften Veränderungen (»Lipidgicht«) können wiederum eine »Gichthand« vortäuschen.

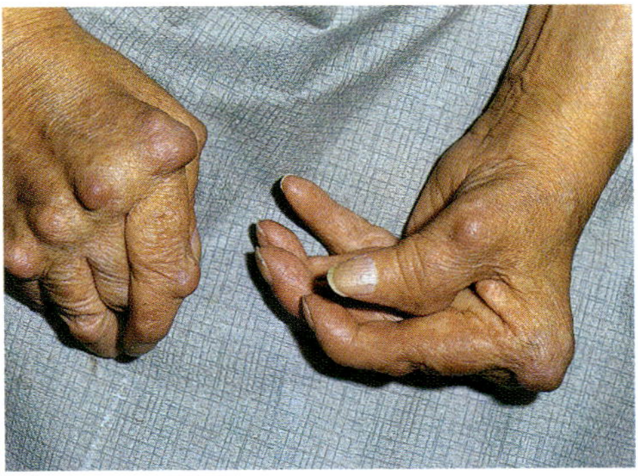

215

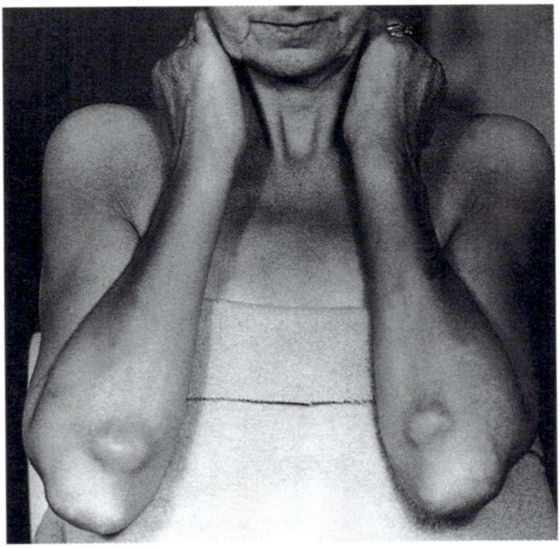

216

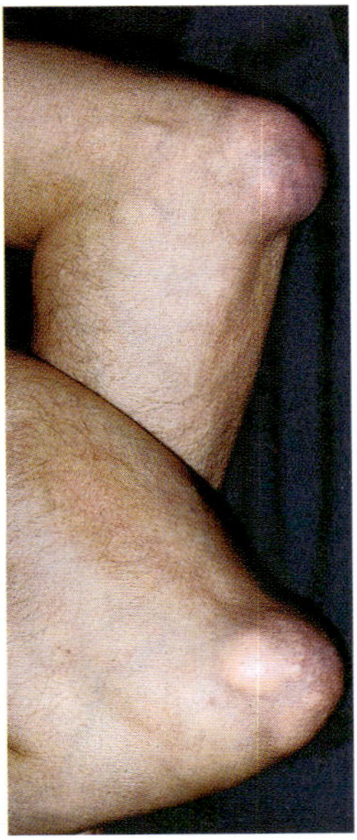

217

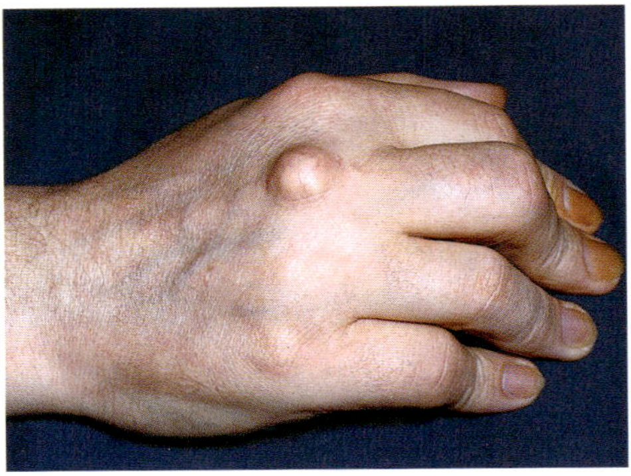

218

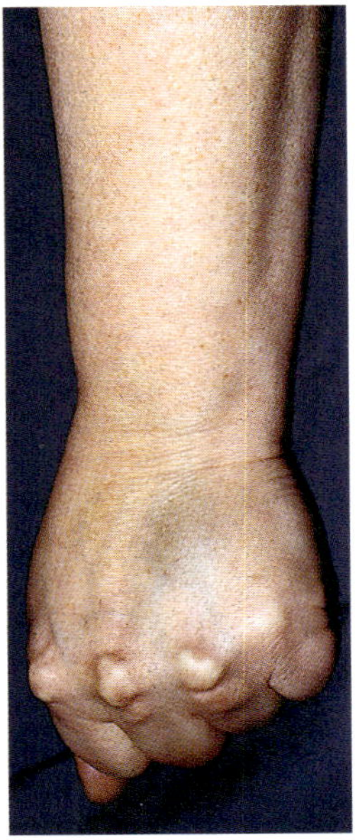

219

Gelenkveränderungen

Ganglien, Knoten bei Polyarthrose

Von den vorseitig abgebildeten Veränderungen bei der Gicht und der chronischen Polyarthritis – insbesondere an Handrücken und Handgelenk – sind die mehr **prall-elastischen** und harten **Ganglien** oder **Überbeine** relativ leicht abzugrenzen. Sie kommen einzeln oder multipel, vorzugsweise in der Nähe des Handgelenks und der Fingergrundgelenke zwischen den Strecksehnen **(Abb. 220)**, aber auch am Fußrücken und in der Kniekehle vor und treten mit ihrer **halbkugeligen Form** bei gewissen Stellungen des Gelenkes, mit dem sie in Verbindung stehen können, besonders hervor. Sie sind als zystische Degeneration der Gelenkkapsel oder der Sehnenscheide mit gallertartiger klarer Flüssigkeit gefüllt, die sich gelegentlich in das Gelenk »entleert«. Nur in seltenen Fällen verursachen Ganglien erhebliche Beschwerden.

Die **Abbildungen 221 – 223** zeigen knotige Veränderungen bei **Polyarthrose**. Die Polyarthrose der Hände befällt die End- (sog. Heberden-Arthrose), Mittel- (sog. Bouchard-Arthrose), seltener die Grundgelenke der Finger. Degenerative Veränderungen der Gelenke weisen ab dem 55. Lebensjahr nahezu 100% der Menschen auf. Nur bei etwa 20% der Betroffenen kommt ihnen Krankheitswert zu. Die **Polyarthrose der Hände** betrifft vorwiegend Frauen. Die Patienten klagen über »Anlaufschmerz«, Formveränderungen, Knirschen und Knarren, schmerzhafte Bewegungseinschränkung und gelegentliche Ergußbildung in den betroffenen Gelenken. Die häufigste Fehldiagnose ist die Gicht. Die **Heberdenschen Knoten (Abb. 221–223)** sitzen symmetrisch im lateralen Bereich der **Fingerendgelenke**, sind nicht schmerzhaft, liegen subkutan, sind nicht verschieblich und stehen in Zusammenhang mit dem Gelenkapparat (Exostosen). Der Befall führt zur **Achsenverschiebung des Fingergelenks (Abb. 222)**. Bei den **Bouchard-Knoten** handelt es sich um den Heberdenschen Knoten wesensgleiche Veränderungen. Die Lokalisation ist der laterale Bereich der **Fingermittelgelenke**. Bei **Abb. 223** besteht ein Befall sowohl der End- als auch der Mittelgelenke. Die seltene Koinzidenz mit einer chronischen Arthritis wird als »Pfropfarthritis« bezeichnet.

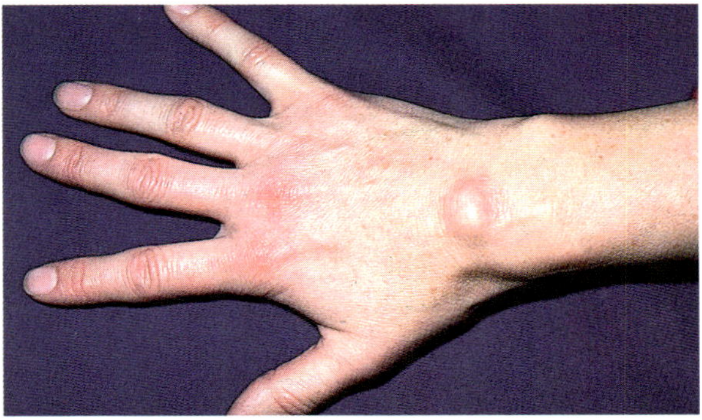

220

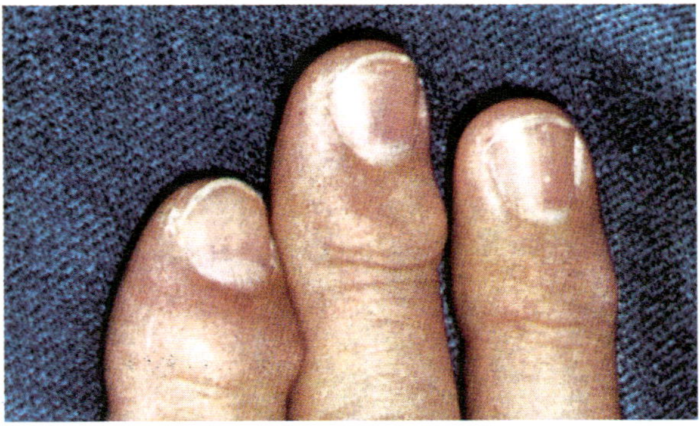

221

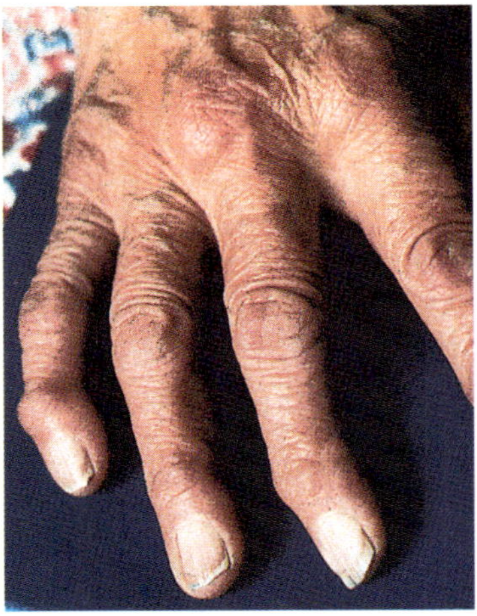

222

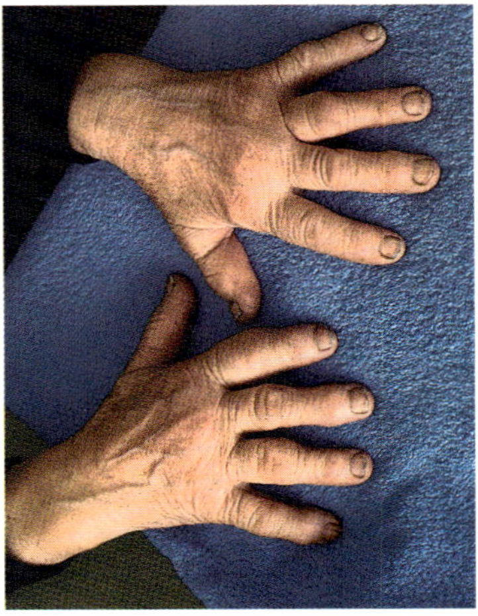

223

Mißbildungen der Hände und Füße

Klino-, Kampto-, Brachy-, Syn- und Polydaktylie

Die meisten **Mißbildungen** und **Stellungsanomalien** der Hände und Füße werden durch die Blickdiagnose erkannt. Eine bereits im Schulalter relativ häufig zu beobachtende bedingte Mißbildung stellt die sog. **Klinodaktylie** (**Abb. 224**, hier verbunden mit Kamptodaktylie) dar. Diese mehr oder weniger ausgesprochene, meist nach der radialen Seite erfolgende Abknickung des Kleinfingers ist in der Mehrzahl der Fälle durch eine unregelmäßige, röntgenologisch zu bestätigende Mittelgliedverkürzung des Fingers **(Brachymesophalangie V)** bedingt. Der Erbgang ist in beiden Fällen einfach dominant. Bekannt ist die Brachymesophalangie des Kleinfingers bei Mongolismus (Down-Syndrom). Sie tritt hier zusammen mit Syn- und Polydaktylie, bei der hereditären Sphärozytose auch neben anderen Skelettanomalien, wie Turmschädel und breitem Nasenrücken (hämolytische Konstitution Gänsslen), auf.

Die **Kamptodaktylie**, eine angeborene und in der Familie gehäuft vorkommende Fingerkontraktur, kann auch isoliert am V. Finger beidseits auftreten **(Abb. 225)**. Diese Beugekontraktur kann nur durch einen operativen Eingriff beseitigt werden und beruht auf Sehnenscheidenveränderungen und offenbar dadurch bedingten Sehnenverkürzungen eines oder verschiedener Finger (und Zehen). Sie ist von der Dupuytrenschen Kontraktur (**Abb. 27**, S. 15) scharf abzugrenzen, die meist erst in höherem Alter einsetzt, progredient ist und auf einer Verkürzung der Aponeurosen beruht.

Abbildung 226 zeigt eine andere Mißbildung, nämlich die **Poly-** (genauer: **Hepta-**)**daktylie**, die ein- oder beidseitig an Händen und Füßen bestehen kann und hier mit einer kutanen Syndaktylie gepaart ist. Diese ist von der Synechie, wie wir sie z.B. bei der Epidermolysis bullosa hereditaria sehen, zu unterscheiden. Polydaktylie gehört u. a. zur Symptomatik des Laurence-Moon-Bardet-Biedl-Syndroms (75% der Fälle). Ihr Vorkommen wird auch beim Down-Syndrom, der hereditären Sphärozytose und bei Herzmißbildungssyndromen beobachtet.

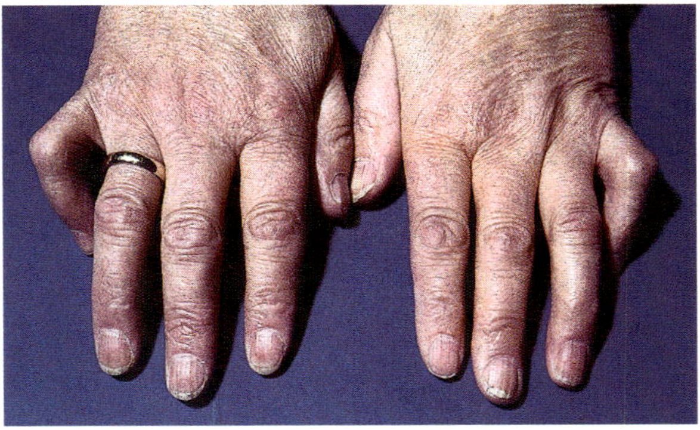

224

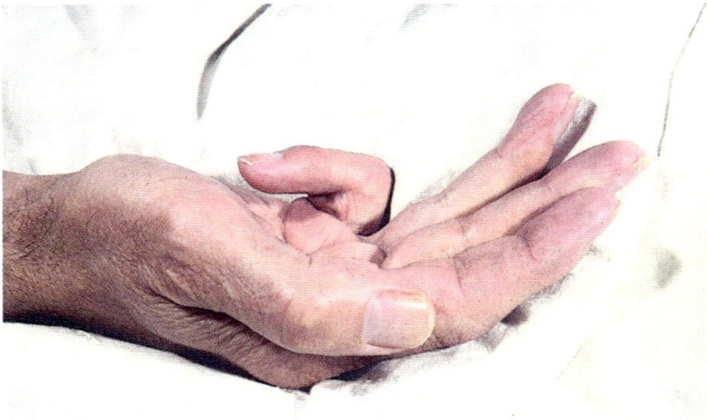

225

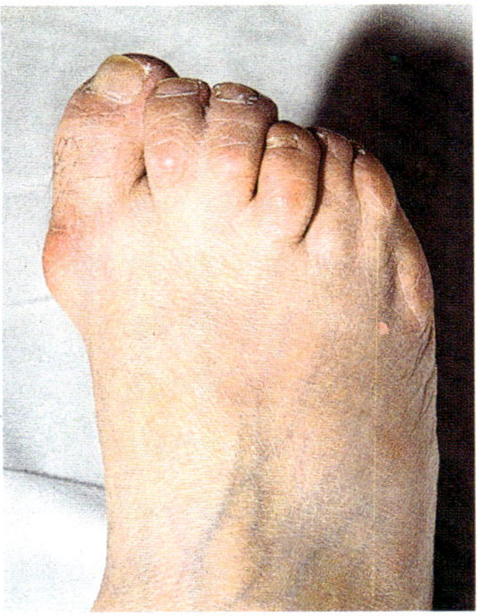

226

Veränderungen der Hautanhänge

Erworbene Hypotrichosen: Hypothyreose, Thalliumintoxikation, Alopecia areata; Hirsutismus

Eine vorzeitige Stirnglatzenbildung besteht z.B. bei der erblichen Myotonia dystrophica (Curschmann-Batten-Steinert). Eine umschriebene angeborene **Hypotrichose** der Axillen und des Genitales findet sich beim Ullrich-Turner-Syndrom (S. 142) und bei Männern im Rahmen eines Hypogonadismus (S. 140f.). **Endokrine Hypotrichosen** sind jedoch häufig erworben und generalisiert, z. B. der endogen bedingte Haarverlust, der während der Gravidität und periklimakterisch oder bei Hyper- (S. 134f.) und **Hypothyreosen (Abb. 227)**, bei Panhypopituitarismus (S. 144) und bei Leberzirrhose (S. 102) auftritt. Der »androgenetische« Haarausfall bei Frauen beruht wie der männliche Haarausfall auf einer ererbten Überempfindlichkeit gegen Androgene. **Endogener Haarverlust** kann in Zusammenhang mit Infektionskrankheiten, Eisenmangel und Ernährungskrankheiten (z.B. Kwashiorkor, S. 100) stehen.

Ursachen für ein **exogenes** diffuses (reversibles) **Defluvium** infolge Schädigung wachsender Haare stellen Röntgenstrahlen, Medikamente und Gifte dar **(Thalliumintoxikation, Abb. 228)**. Der Höhepunkt des Defluviums liegt etwa 2 bis 3 Wochen nach Beginn der Thallium- bzw. Zytostatika-Applikation. 3 bis 4 Wochen nach Absetzen der Medikamente sind die Haare wieder nachgewachsen.

Bei **Abb. 229** liegt ein reversibler »idiopathischer« Haarausfall ohne entzündliche oder narbige Haarbodenveränderungen vor: **Alopecia areata** (Pelade). Die Alopecia areata kann sich zu einer Alopecia areata totalis ausweiten. Ein lokal-toxischer, reversibler Haarausfall liegt bei der areolären syphilitischen Alopezie des Sekundärstadiums vor (Alopecia specifica).

Das Auftreten eines **männlichen Behaarungstyps** ohne andere Zeichen der vermehrten Androgenwirkung bei Frauen wird als **Hirsutismus (Abb. 230)** bezeichnet. Er tritt idiopathisch oder z. B. als Folge einer Testosteronbehandlung auf. Die lokalisierte Hypertrichosis sacralis bei Spina bifida occulta ist auf S. 105 **(Abb. 192)** abgehandelt.

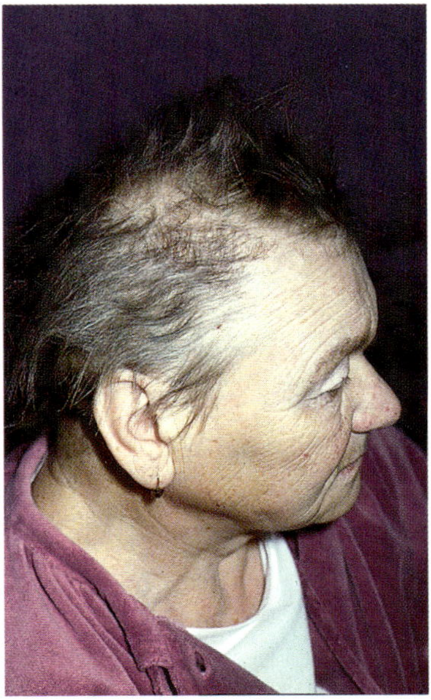

227

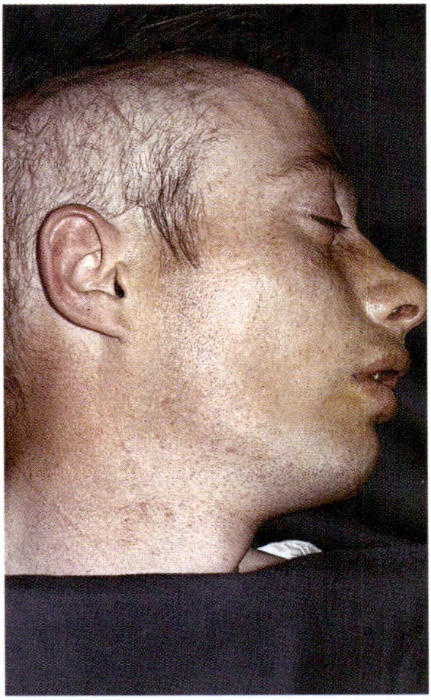

228

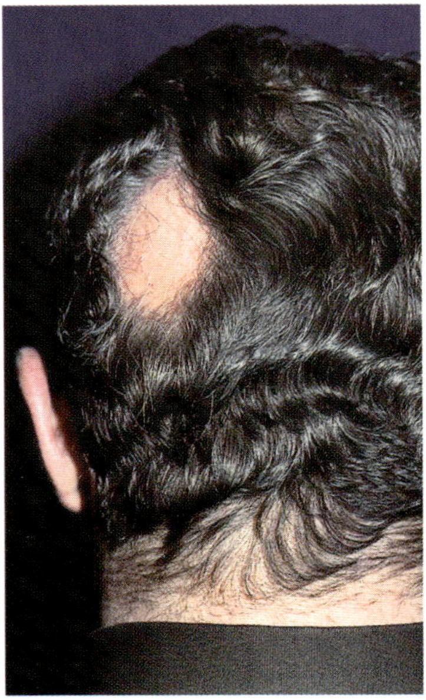

229

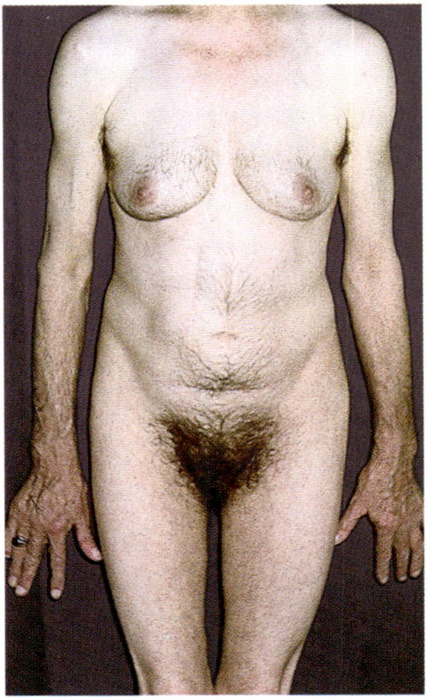

230

Veränderungen der Hautanhänge

Meessche Linien, Beausche Nagelfurchen und hypoproteinämische Nagelstreifen; Onychomykose

An den Nägeln sind **Meessche Linien (Abb. 231)** nach den gleichen mannigfaltigen auslösenden Ursachen zu beobachten, wie die als ihre Äquivalente geltenden Beauschen Querfurchen. Diese **umschriebenen weißen Querbänder** der **Nagelplatte** sind bis zu mehrere Millimeter breit. **Beauschen Querfurchen (Abb. 232)** können unterschiedlich tief sein. Unter Berücksichtigung der Wachstumsgeschwindigkeit, die an den Fingernägeln etwa 3 mm pro Monat, an den Fußnägeln etwas weniger beträgt, läßt sich der Zeitpunkt der auslösenden Affektion gut bestimmen. **Abbildung 232** gehört einer **Pemphigus-Kranken**. Es kann jedoch auch jede andere schwere allgemeine Störung die Nagelfurchenbildung hervorrufen, wie z.B. Störungen des Kapillarsystems durch Infekte, toxische und gelegentlich auch psychische Einwirkungen. Die **Meesschen Linien** sind besonders im **Zusammenhang mit Arsen-** und **Thalliumintoxikation** bekannt (**Abb. 231**, etwa 2 Monate nach **Thalliumintoxikation**). Die vermehrte Faltenbildung der Haut weist auf die dabei zu beobachtende starke Exsikkose hin.

Abbildung 233 schließlich zeigt paarweise, parallel zur Lunula verlaufende **weiße Streifen** bei **chronischer Hypalbuminämie (nephrotisches Syndrom)**. Der insgesamt porzellanweiße Aspekt der Nägel des Leberzirrhotikers ist auf S. 15 dokumentiert **(Abb. 26)**. Eine partielle Weißfärbung der Fingernägel wird bei etwa 20% der Patienten mit chronischer Niereninsuffizienz beobachtet.

Einseitige Nagelveränderungen weisen auf unilaterale periphere spastische oder organische Durchblutungsstörungen hin. Über den Zusammenhang einseitiger Beauscher Querfurchen mit Durchblutungsstörungen vergleiche S. 62. Arterielle Verschlüsse oder chronische venöse Insuffizienz, Halswirbelsäulenveränderungen und Halsrippen stellen prädisponierende Faktoren für eine **Onychomykose** dar (**Abb. 234** hier: Candidamykose bei chronischer rheumatoider Polyarthritis).

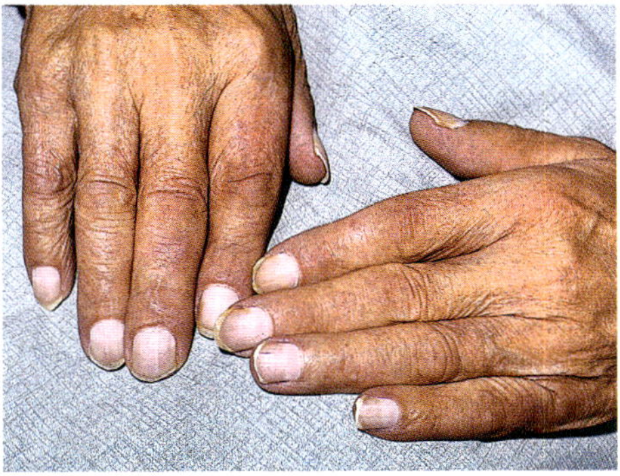

231

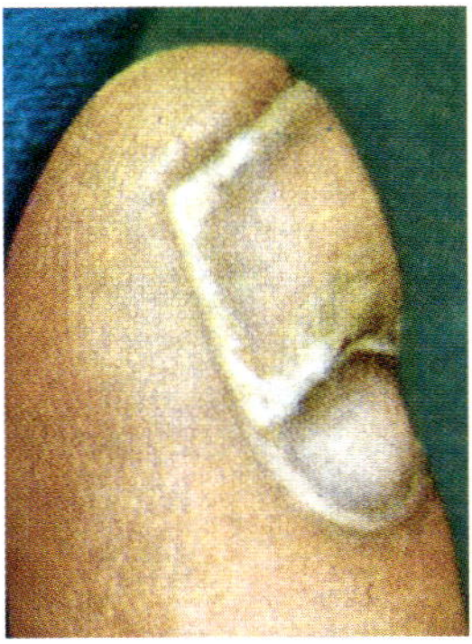

232

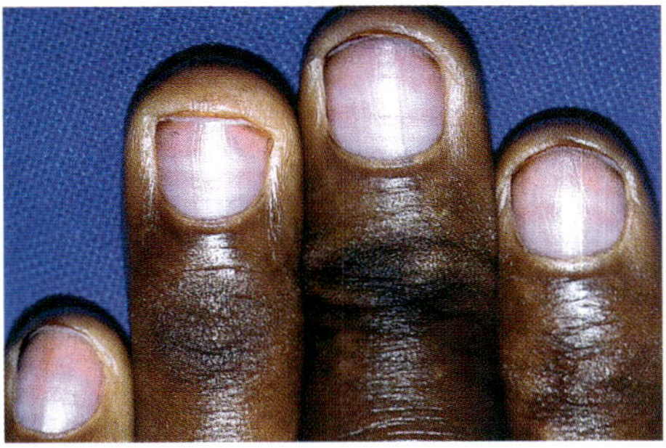

233

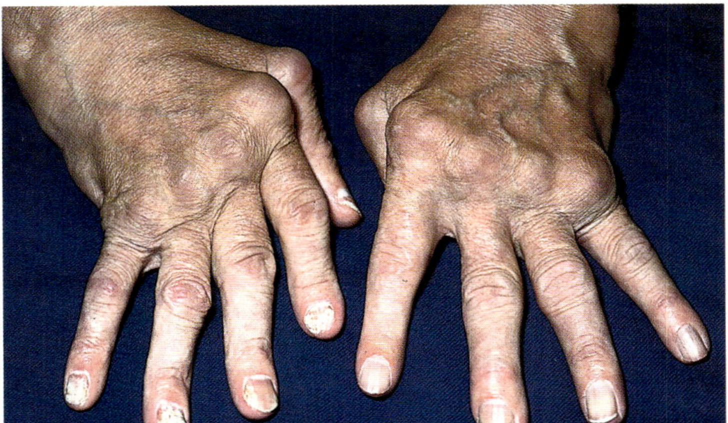

234

Augenveränderungen

Zoster ophthalmicus, Basaliom, malignes Melanom, Konjunktivitis, Chemosis

Die **Abbildungen 235 – 239** zeigen Rötungen, Schwellungen und Tumoren im Bereich der Lider und Umgebung sowie der Bindehäute. Die Veränderungen können diffus oder umschrieben, entzündlich oder nicht entzündlich, einseitig oder doppelseitig sein. Die akute Entzündung der Tränendrüse (Dacryoadenitis acuta) ist einseitig, wird meist durch Staphylokokken hervorgerufen und tritt fast nur bei Kindern auf (§-förmiger Verlauf des Oberlidrandes!). Eine diffuse entzündliche Lidschwellung ist bei allergischer Dermatitis infolge Überempfindlichkeit gegen lokal angewandte Medikamente (Atropin, Oberflächenanästhetika) oder auch nach systemischer Gabe zu beobachten. Mit meist massiven Lidschwellungen geht auch der **Zoster ophthalmicus** einher **(Abb. 235)**. Auf das Mitbetroffensein der Schleimhaut des betroffenen Segments und demgemäß des Auges bei Ausbreitung des **Herpes zoster** im **Gebiet des 1. Trigeminusastes** haben wir auch auf S. 38 hingewiesen.

Unter den **Lidtumoren** sind Dermoidzysten, Atherome, Hämangiome, Xanthelasmen (vgl. **Abb. 279**, S. 155) und Basaliome, unter den **Tumoren des Augapfels** Papillome, Plattenepithelkarzinome, Dermoide, Naevi und das **maligne Melanom (Abb. 237)** hervorzuheben. **Basaliome (Abb. 236)** sind langsam wachsende Tumoren, die nicht metastasieren, jedoch zerstörend in die Tiefe wachsen können. Charakteristisch ist ein **wallartig aufgeworfener Rand** mit **Teleangiektasien** (Blutungsneigung!). Das Zentrum ist oft eingesunken.

Exogene Faktoren (Bakterien, Viren, Fremdkörper, Verätzungen etc.) verursachen eine Rötung des Augapfels; bei der konjunktivalen **Injektion** ist die **Rötung in den Übergangsfalten** besonders ausgeprägt. Im Bereich der Conjunctiva bulbi sind die einzelnen **Gefäße** sehr **kräftig gezeichnet (Abb. 238)**. **Allergisch-hyperergisch** verursachte **Bindehautentzündungen** gehen oft mit einer Schwellung (Chemosis) einher (**Abb. 239**; vgl. auch Chemosis beim »malignen Exophthalmus«, S. 134).

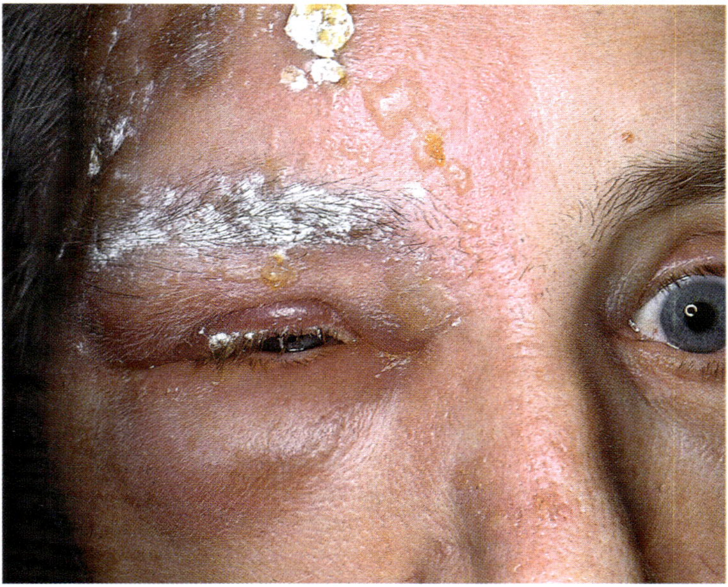
235

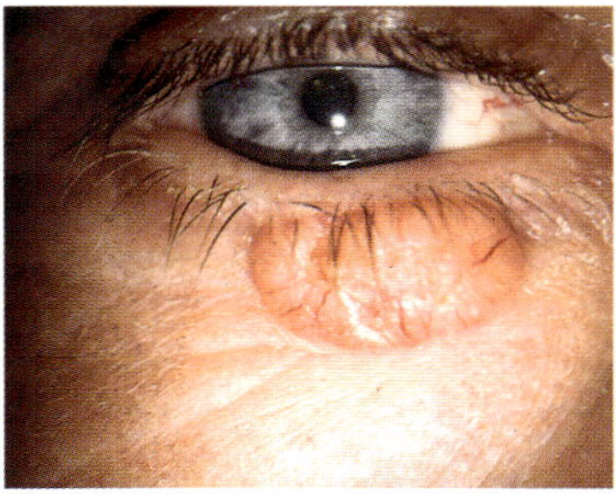
236

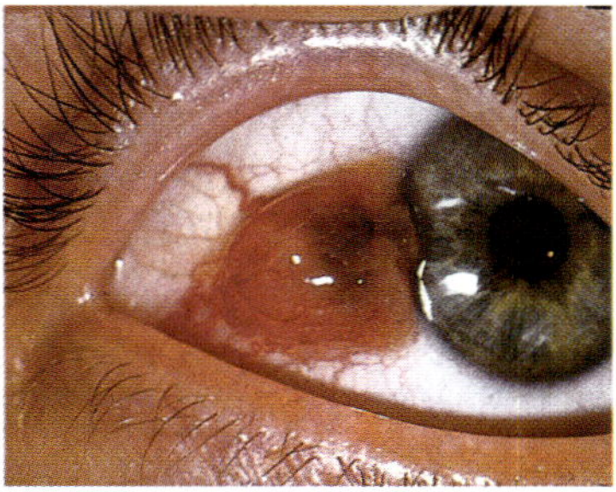
237

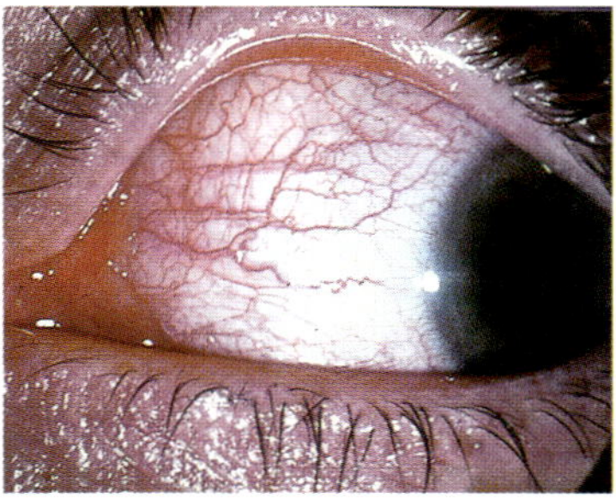
238

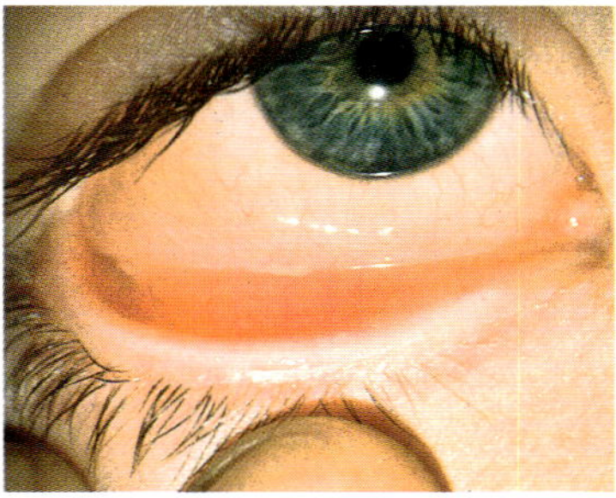
239

Augenveränderungen

Glaukomanfall, Arcus senilis, Argyll-Robertsonsches Phänomen, Katarakt

Exogene Faktoren lösen eine konjunktivale Injektion aus, die Keratitis führt zu einer gemischten Injektion. Auch der (meist einseitige) **Glaukomanfall** geht mit einem **gemischten Reizzustand** einher, d. h. einer Hyperämie des oberflächlichen konjunktivalen und des tieferen ziliaren Gefäßnetzes **(Abb. 240)**. Hinzu kommt beim »**grünen Star**« eine ödematöse Hornhauttrübung **(Epithelödem)**. Die **Pupille** ist meist über **mittelweit**, der **Augapfel** palpatorisch **hart**, die Sehschärfe herabgesetzt (Nebelsehen). Extrem heftige Schmerzen durch Reizung der Ziliarnerven mit Übelkeit und Erbrechen gehören zum Krankheitsbild.

Bei **Hornhauttrübungen** kann es sich auch um Einlagerungen oder Narben handeln. Beim **Arcus senilis** bzw. **lipoides** (**Abb. 241** u. **242**) liegen meist intrazelluläre Einlagerungen von Neutralfetten, Phospholipiden und Steroiden vor. Im Senium ist er meist nur Ausdruck einer schlechten Stoffwechsellage in der Kornea durch degenerative Veränderungen im Randschlingennetz. Bei jüngeren Menschen kann dagegen eine Hyperlipoproteinämie vom Typ II vorliegen. Bei **Abb. 242** besteht ein **unvollständiger Arcus lipoides** bei einem 16jährigen Patienten mit schwerem **Diabetes mellitus**. Eine braunschwarze Pigmentansammlung am Limbus corneae ist der Kayser-Fleischersche Kornealring bei M. Wilson (Kupferablagerung).

Bei den Pupillenveränderungen ist die auf **Abb. 243** gezeigte **Miosis** mit **ungleichmäßiger Rundung der Pupille** und **aufgehobener direkter und indirekter Lichtreaktion** dokumentiert (Argyll-Robertsonsches Phänomen, **Metalues**). Auf den Hornerschen Symptomenkomplex mit Miosis paralytica haben wir auf S. 110 hingewiesen.

Beim »grauen Star« oder **Katarakt (Abb. 244) leuchtet die Pupille**, die normalerweise schwarz erscheint, **grau auf**. Die nichttraumatische frühzeitige Linsentrübung kann ebenfalls ein Hinweis auf Diabetes mellitus sein. Kataraktbildung findet sich u.a. außerdem bei Tetanie, Rötelnembryopathie, Tryptophanmangel, Myotonia dystrophica, Down-Syndrom und bei traumatischer Linsenkapseleröffnung.

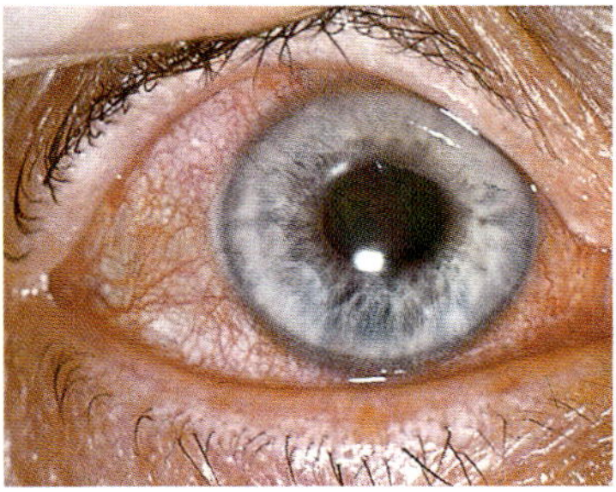
240

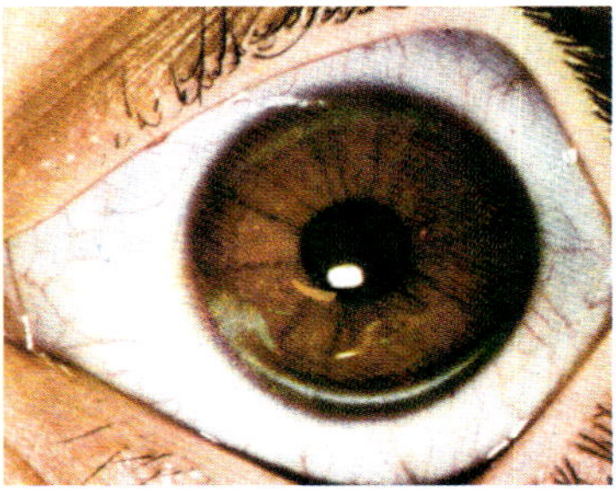
241

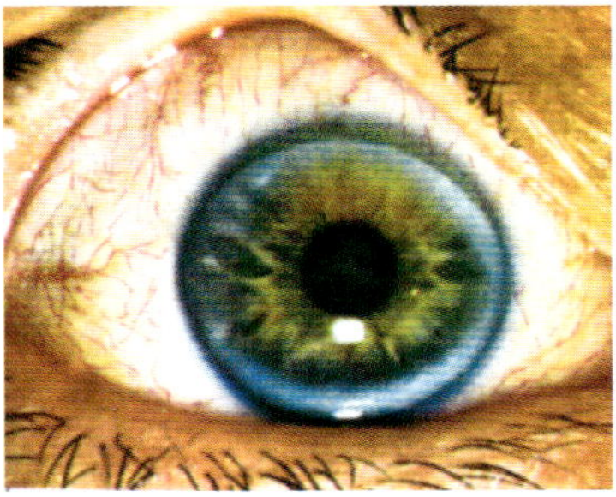
242

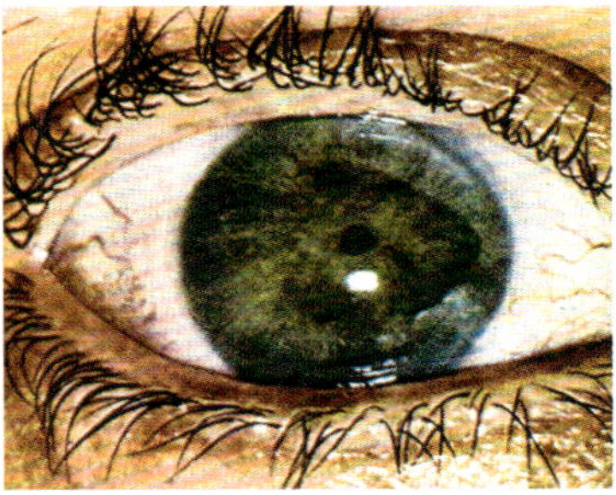
243

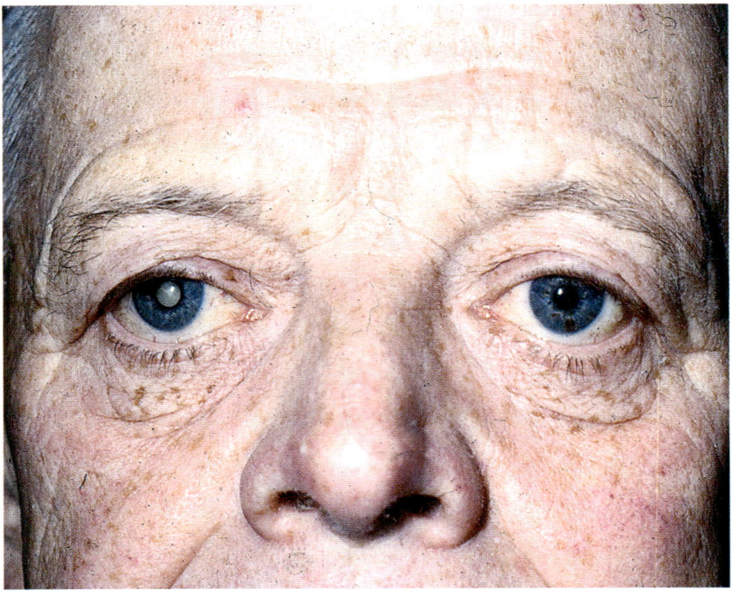
244

Knochenerkrankungen

Blaue Skleren, Ostitis deformans Paget

Ein Leitsymptom, das auf gewisse Knochenkrankheiten hinweisen kann, sind im Kindes- und Erwachsenenalter **blaue Skleren (Abb. 245)**. Während man auffallend hellblaue Skleren physiologischerweise nur beim Säugling zu sehen gewohnt ist, begegnet man ihnen als nicht immer obligatem Symptom bei der Osteogenesis imperfecta (abnorme Knochenbrüchigkeit bei autosomal-dominant vererbter mangelhafter periostaler Knochenbildung im Bereich sämtlicher langer Röhrenknochen), seltener beim Marfan-Syndrom (vgl. S. 142) und gelegentlich bei der **Ostitis deformans Paget** (**Abb. 246** u. **247**).

Der **M. Paget** ist eine chronisch verlaufende progrediente Osteodystrophie einzelner oder mehrerer Knochen, die hauptsächlich im Alter zwischen 60 und 70 Jahren diagnostiziert wird. Männer erkranken doppelt so häufig wie Frauen. In etwa 10%, vor allem bei Männern, kommt es – als Späterscheinung – zur Entwicklung von Knochensarkomen. Die **Ostitis deformans Paget** zeigt charakteristische, blickdiagnostisch imponierende Veränderungen. Die **Körperhaltung** erinnert an die eines Affen in Gehbewegung mit **Beugung** des **Oberkörpers, schlaff herabhängenden Armen, Verbreiterung und Verdickung des Beckens** und **gekrümmten und ausladenden Oberschenkeln (Säbelscheidentibia, Abb. 246)**. Es bestehen nicht selten ein uncharakteristisches rheumatoides Vorstadium und der Prostatahypertrophie ähnliche Beschwerden (Druck des vergrößerten Os sacrum). Die **erweiterten Temporalarterien** sind in einem tiefen Knochensulcus gelegen und unterscheiden sich nach ihrer Lage von den sklerotischen Gefäßen alter Menschen, die dem Knochen aufliegen. Bei Befall des Schädelskeletts (röntgenologisch Periostose und Hyperostose mit sklerotischer Atrophie der Spongiosa, Aufblätterung der Knochenrinde) nimmt der Schädelumfang zu; es kommt zur Ausbildung einer Facies leontina. Bei Zunahme des Wachstums der Schädelbasis wird die Gaumenplatte zunehmend in die Mundhöhle vorgewölbt, die Kau-, Sprech-, Hör- und Sehfunktion behindert. Es gibt eine polyostische und eine monostische Form der Ostitis deformans.

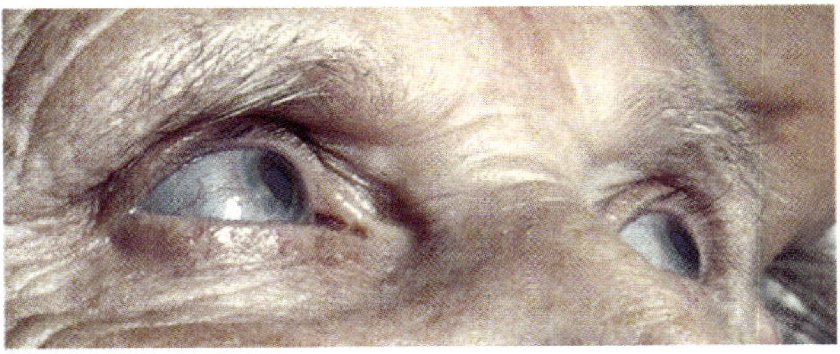

245

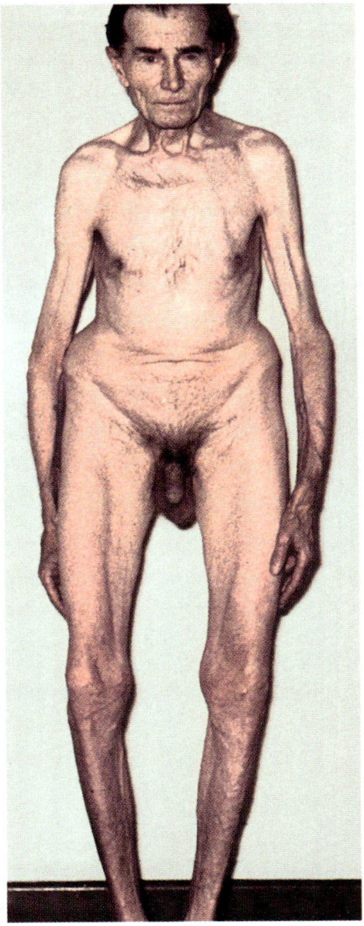

246

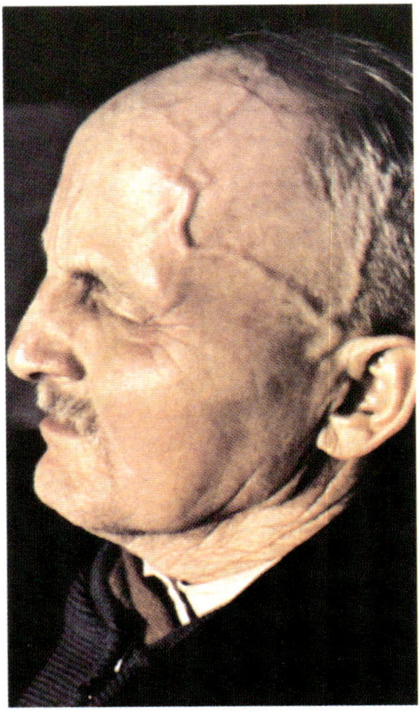

247

Endokrine Ophthalmopathie, Hyperthyreose

Augen- und Lidsymptome sind für die **Basedow-Hyperthyreose** charakteristisch, aber nicht absolut spezifisch. Endokrine Augenveränderungen können auch ohne hyperthyreote Stoffwechsellage vorkommen. Das Vollbild der **Basedow-Hyperthyreose mit Exophthalmus**, **Struma** und Tachykardie findet sich lediglich in etwa 30% der Fälle von Hyperthyreose. Die **Hyperthyreose** ist neben dem Diabetes mellitus die häufigste endokrine Erkrankung des Erwachsenen mit einer Gynäkotropie von etwa 5:1. Im Kindesalter ist sie selten. Blickdiagnostische Leitsymptome sind u. a. Hyperhidrose und **Dünnerwerden der** häufig etwas unordentlich erscheinenden fettigen **Haare** mit Haarausfall (**Abb. 248**, Schweregrad I der endokrinen Ophthalmopathie bzw. Orbitopathie nach Werner). Die im **Ausdruck des Erschrockenseins** erstarrte Mimik mit »**Glanzauge**« (**Abb. 248** u. **249**) und die **Struma** lassen dann prima vista an den M. Basedow denken. Das Glanzauge resultiert dabei aus vermehrter Tränensekretion infolge der **Oberlidretraktion**; das Weiß der Sklera wird beim Blick geradeaus über dem oberen Hornhautrand infolge Spasmus des M. levator palpebrae spontan sichtbar (**Dalrymplesches Zeichen**, **Abb. 249**, Schweregrad I).

Anamnestisch klagen die Patienten bei beginnender endokriner Ophthalmopathie über **Lidödeme (Abb. 248)**, Druck- und Fremdkörpergefühl im Bereich der Augen, Lichtscheu, Tränenträufeln, verschwommenes Sehen und später Doppelbilder (Augenmuskelparesen). Im **weiteren Stadium** folgen die Retraktionsstellung des Oberlides (Dalrymplesches Zeichen) und schließlich die **Protrusio bulbi** (»Glotzauge«), die bei Schweregrad III–IV ein extremes Ausmaß annehmen kann. Beim **»malignen Exophthalmus«** (**Abb. 250**, Stadium VI) bestehen Augenmuskelparesen und Komplikationen durch den mangelhaften Lidschluß: **schwere Konjunktivitis** mit ödematöser Schwellung der Bindehäute (**Chemosis**, vgl. S. 128), Keratitis e lagophthalmo und Hornhautulzerationen sowie Sehverlust.

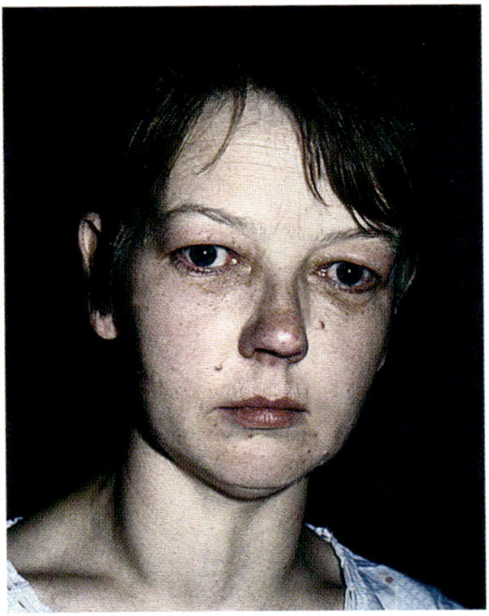

248

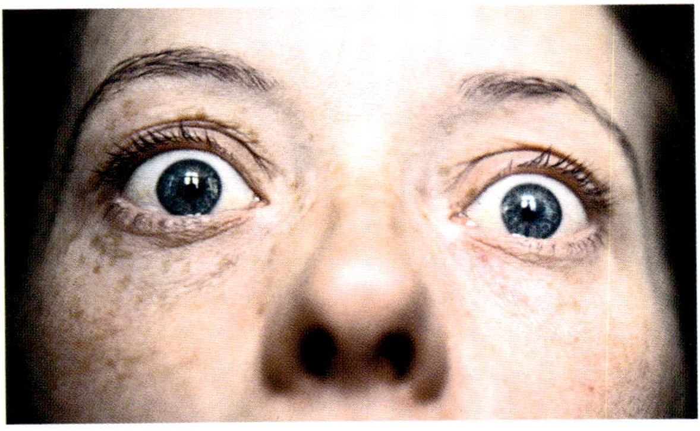

249

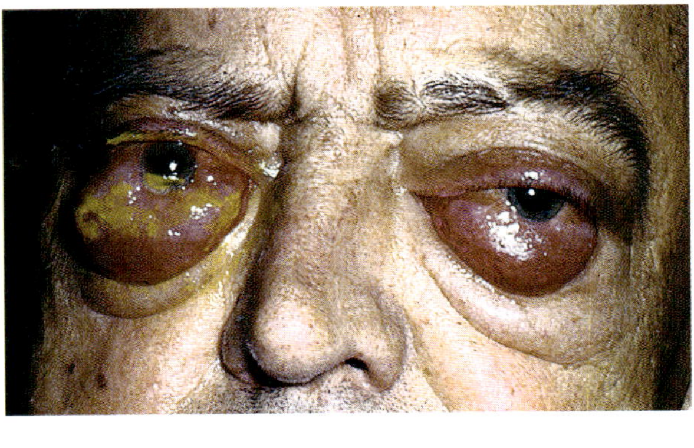

250

Myxoedema circumscriptum praetibiale, normometabolischer unilateraler Exophthalmus, blande Struma

Die **Hyperthyreose vom Basedow-Typ** wird als Immunkrankheit angesehen. Eigentümlich ist das gelegentliche Vorkommen eines Myxödems bei Patienten mit endokriner Ophthalmopathie, nämlich des **Myxoedema circumscriptum praetibiale (Abb. 251)**, das wie der Exophthalmus nicht von der Schilddrüsenfunktion selbst, sondern von der dieser übergeordneten hypophysären Störung abhängig ist. Histologisch weist das Myxödem die gleichen Veränderungen wie die Ophthalmopathie auf. Es handelt sich um eine teigige (symmetrische) platten- oder kissenförmige **Anschwellung** mit apfelsinenschalenähnlicher Reliefveränderung von wachsartiger, gelbroter oder bräunlicher Färbung.

Die Überfunktion der Schilddrüse kann – etwa bei Jodmangel – durch Follikelanteile bedingt sein, die keiner Regulation durch die Hypophyse unterliegen (»autonomes« Adenom, »toxische« Struma). Weitere Hyperthyreoseformen sind die durch jodhaltige Mittel induzierte Struma basedowificata, die akute Thyreoiditis, die subakute de-Quervain-Thyreoiditis, die chronische autoimmune Hashimoto-Thyreoiditis, Malignome der Schilddrüse und die Hyperthyreosis factitia (Thyroxin-Überdosierung).

Die endokrine Ophthalmopathie kann in seltenen Fällen zu einseitigem Exophthalmus führen. Bei **unilateralem Exophthalmus** muß allerdings zunächst an nichtendokrine Prozesse gedacht werden, wie orbitale, periorbitale und intrakranielle Tumoren (**Abb. 252**, Keilbeinmeningeom) und Metastasen, ferner an Hämoblastosen, Phakomatosen, Knochenerkrankungen und entzündliche Krankheiten (Orbitalphlegmone).

Eine Vergrößerung der Schilddrüse – **Struma** – wird außer bei Basedow-Hyperthyreose und der Struma basedowificata gerade beim autonomen Adenom beobachtet und kommt als sichtbare **euthyreote (blande) Struma** (**Abb. 253**; **Abb. 125**, S. 71 retrosternale Struma) im Erwachsenenalter und als juvenile euthyreote Struma im Zusammenhang mit der Pubertät vor.

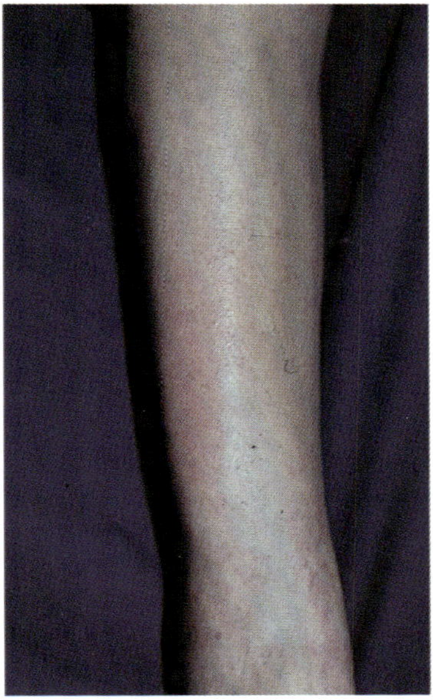

251

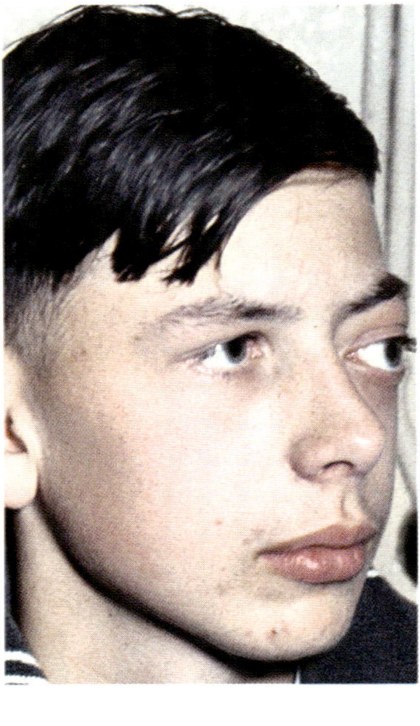

252

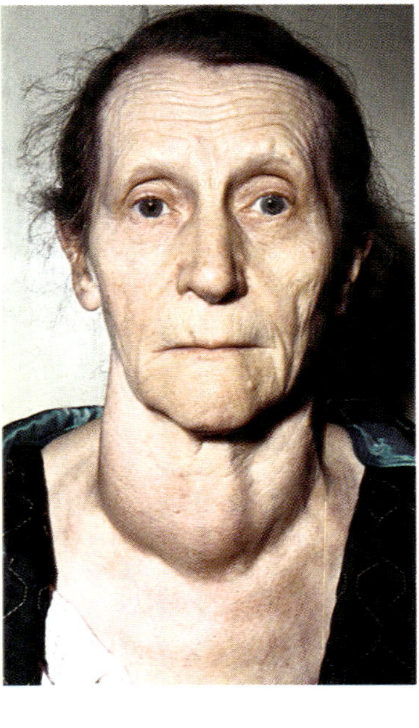

253

Hypothyreose, Akromegalie

Die **angeborene primäre Hypothyreose** (**Kretinismus**, S. 146) beeinträchtigt insbesondere Wachstum und Zentralnervensystem.

Die **erworbene, primär thyreogene Hypothyreose (»Myxödem«)** des Erwachsenen hat u.a. ihre Ursachen in degenerativ-entzündlichen oder immunologischen Prozessen (z. B. ausgebrannte Hashimoto-Thyreoiditis), einer Schilddrüsenoperation oder -bestrahlung oder einer antithyreoidalen Medikation. Blickdiagnostisch imponieren eine **trockene** und rauhe **Haut**, die **im Bereich der Augenlider** (**Abb. 254**; **Abb. 3**, S. 3), der Lippen, des **Gesichts**, der Hände, Unterschenkel und Gelenke **teigige**, nicht eindrückbare **Schwellungen** (»Myxödem«) zeigt, die im Liegen und besonders morgens am ausgeprägtesten sind. Nach mehrwöchiger Therapie haben sie sich zurückgebildet **(Abb. 255)**. Ein **Myxödem** der Haut (bei < 5% der Hypothyreosen) gehört zu den eindrucksvollen klinischen Veränderungen bei der **Hypothyreose**. Die **Haut** ist blaß, manchmal **mit gelblichem Unterton** (**Abb. 3**, S. 3, u. **Abb. 227**, S. 125). Die Patienten klagen über Nachlassen der Intelligenz und Initiative, Abgestumpftheit und Vergeßlichkeit und verstärkte Kälteempfindlichkeit. **Haarausfall** kann bestehen (**Abb 227**, S. 125). Es finden sich eine allgemeine Schwellung der Mundschleimhaut sowie eine **Zungenvergrößerung** (**Abb. 3**, S. 3).

Seltener sind **sekundäre Hypothyreosen**, die sich bei Panhypopituitarismus infolge einer postpartalen Hypophysenvorderlappen-Nekrose (Sheehan-Syndrom) oder bei Zerstörung der Hypophyse durch zystische, thrombotische, tumoröse, entzündlich-nekrotisierende und vernarbende Prozesse (Simmonds-Reye-Sheehan-Syndrom) sowie bei hypothalamischem TRH-Mangel einstellen (vgl. auch S. 144).

Die Hautveränderungen und Zungenvergrößerung von Patienten mit **Akromegalie** (**Abb. 256** u. **257**) erinnern an eine Hypothyreose. Bei diesen Patienten mit vermehrter Bildung von Wachstumshormon infolge eines eosinophilen Hypophysenadenoms besteht allerdings in der Regel eine euthyreote Stoffwechsellage. Die Diagnose dieser Erkrankung läßt sich aufgrund der **vergröberten Akren** (Gesicht, Hände, Füße) auf Anhieb stellen.

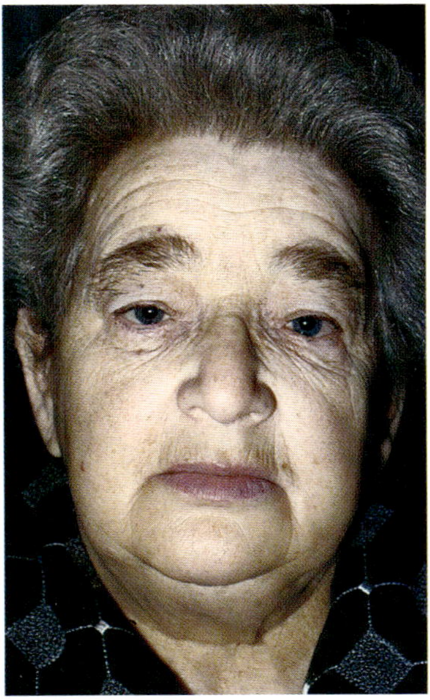

254

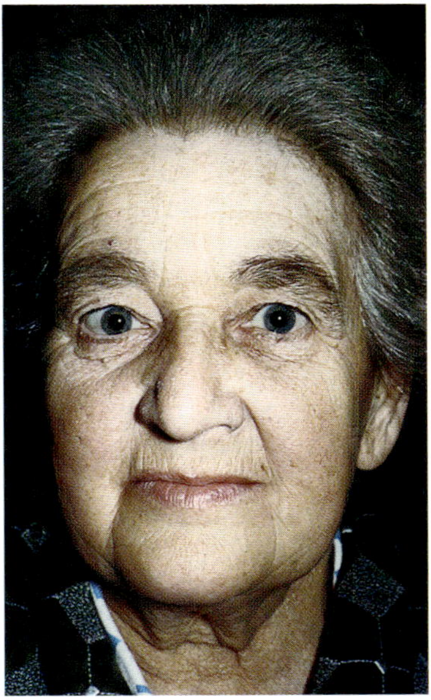

255

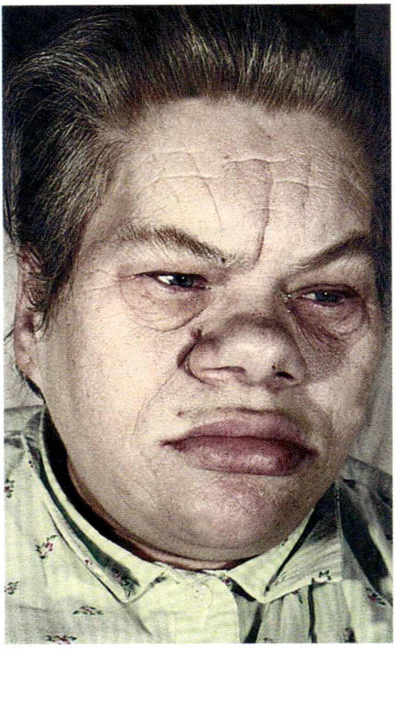

256

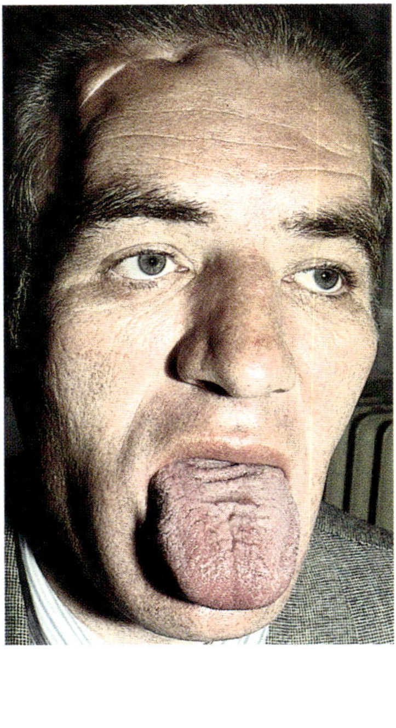

257

M. Cushing, Cushing-Syndrom; primärer Hypogonadismus: Klinefelter-Syndrom

Die **Abbildungen 258** und **259** geben Patientinnen wieder, bei denen ein erhöhter endogener oder iatrogener Cortisolspiegel im Plasma vorhanden ist **(Cushing-Syndrom)**. Der endogenen Überproduktion von Nebennierenrindenhormonen kann eine Störung der Hypothalamusfunktion mit übermäßiger Produktion von Corticotropin Releasing Hormone oder autochthon entstandene, ACTH- (Corticotropin-)bildende Tumoren des Hypophysenvorderlappens (basophile Adenome des HVL) zugrunde liegen. Bei Vorliegen eines basophilen HVL-Adenoms sprechen wir vom klassischen **M. Cushing**. Ein endogener Hyperkortisolismus kann außerdem Ausdruck eines sog. ektopen oder paraneoplastischen ACTH-Syndroms oder eines NNR-Adenoms oder -Karzinoms sein. Nach dem 12. Lebensjahr wird das Cushing-Syndrom vorwiegend durch HVL-Adenome verursacht (Gynäkotropie von 4:1). Die häufigste Ursache für ein Cushing-Syndrom ist allerdings die exogene, iatrogene Form.

Blickdiagnostisch eindrucksvoll sind das runde **Vollmondgesicht** mit den **roten**, ödematös aufgetriebenen **Backen** (blutgefüllte Äderchen, Polyglobulie!), die **Stammfettsucht (Abb. 259, adrenales Cushing-Syndrom)** mit dem Fett- oder »Bullennacken« **(Abb. 258; M. Cushing)** und die relativ schlanken, muskelschwachen Extremitäten sowie die **Striae rubrae distensae** im Becken-Gesäß-Bereich **(Abb. 259)**.

Diese **dunkelvioletten Streifen**, die bis zu 20 cm lang und 3 cm breit werden können und einen zarten Sulkus bilden, treten allerdings auch während der Schwangerschaft und bei jeder sich rasch entwickelnden Fettsucht auf und können sich während der Pubertät, auch bei schlanken Jugendlichen, einstellen (Prädilektionsstelle: Glutäalregion).

Als Vergleich zu **Abb. 259** wird auf **Abb. 260** das **früheunuchoide Erscheinungsbild** eines Patienten mit **Klinefelter-Syndrom** abgebildet, das sich durch einen **betonten Fettansatz an Hüften**, **Mons veneris, Oberschenkeln** und in der **Mammagegend** (bei bilateraler Gynäkomastie) und ein kleines Genitale auszeichnet (vgl. auch S. 142).

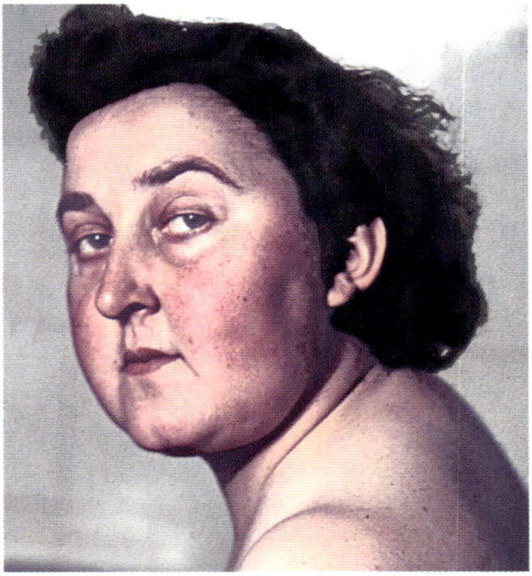

258

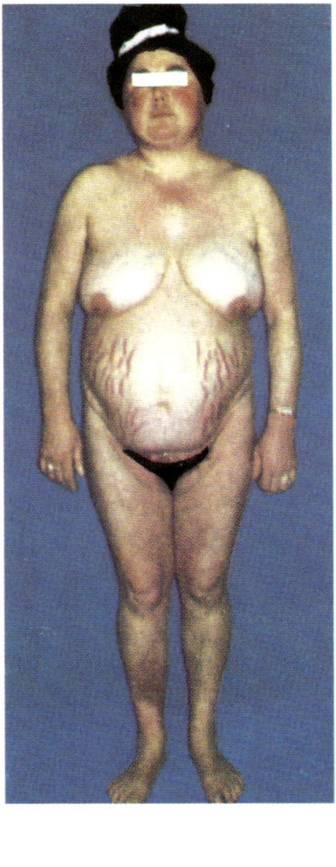

259

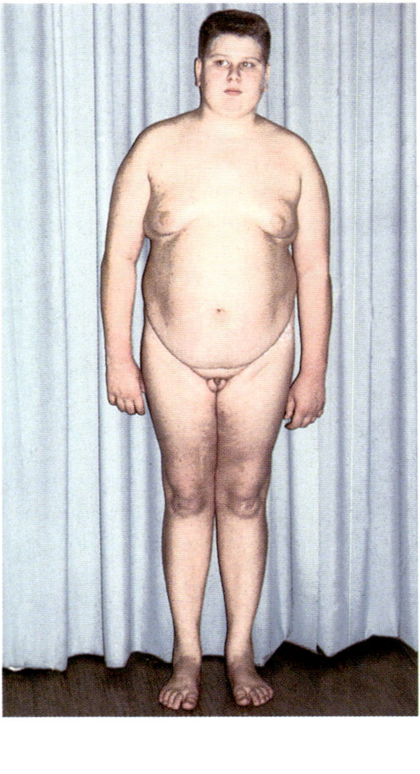

260

Primärer Hypogonadismus: Klinefelter-Syndrom, Turner-Syndrom; Hochwuchs: Marfan-Syndrom

Das Versagen der Gonadenfunktion (Hoden, Ovarien) wird als **Hypogonadismus** bezeichnet. Beim **primären Hypogonadismus** ist die Gonade selbst erkrankt, beim **sekundären Hypogonadismus** besteht ein Gonadotropinmangel bei hypothalamisch-hypophysären Erkrankungen. Bei **Erkrankungsbeginn vor** der **Pubertät** bleibt die normale Pubertätsentwicklung aus (Fehlen des puberalen Wachstumsschubes); da sich die Epiphysenfugen stark verzögert schließen, wird die Wachstumsperiode erst spät beendet.

Beim **primären Hypogonadismus des Mannes** findet sich das **Klinefelter-Syndrom** recht häufig (Prävalenz im Erwachsenenalter 0,2%; Karyotyp 47, XXY bei etwa 80% der Patienten). Alle Übergänge vom normalen männlichen Typ bis zum spät- bzw. früheunuchoiden Erscheinungsbild werden beobachtet. **Abbildung 260**, S. 141, und **Abb. 261** zeigen Männer mit typischen **früheunuchoiden Zügen**; neben den adipösen Zeichen finden sich eine **spärliche bis fehlende Achsel- und Schambehaarung, fehlender Bartwuchs**, ein **kleines Genitale** sowie kleine Testes und eine **überdurchschnittliche Größe** mit **überlangen Extremitäten bei relativ kurzem Oberkörper** (Sitzzwerg, Stehriese). Die **bilaterale Gynäkomastie** ist ein sehr häufiges Symptom beim Klinefelter-Syndrom. Die Körperproportionen bleiben normal, wenn der Erkrankungsbeginn nach der Pubertät liegt (späteunuchoide Züge).

Der eunuchoide Hochwuchs unterscheidet sich prima vista z.B. vom Erscheinungsbild des Riesenwuches beim **Marfan**-Syndrom mit seiner als Leitsymptom geltenden Spinnenfingrigkeit oder **Arachnodaktylie (Abb. 262)**.

Beim **primären Hypogonadismus der Frau** ist beim **Turner-Syndrom** (Gonadendysgenesie, Karyotyp 45, X0 oder Mosaike) der sexuelle Infantilismus mit einem **Kleinwuchs** kombiniert (**Abb. 263**, 15jährige geistig retardierte Patientin). Die Assoziation mit einer Reihe von Mißbildungen (z.B. Pterygium colli, **Abb. 189**, S. 105) wird als Ullrich-Turner-Syndrom bezeichnet.

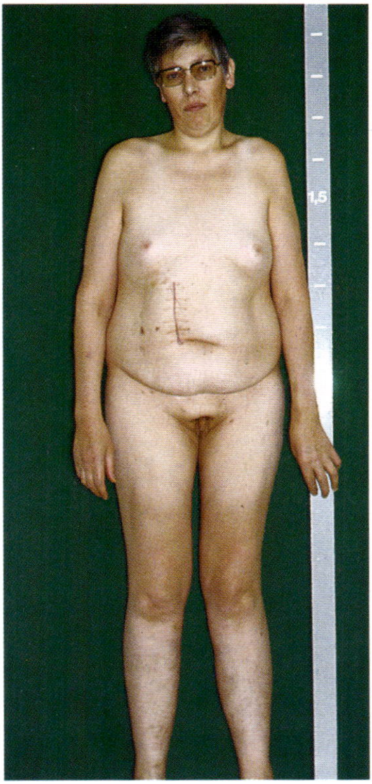

261

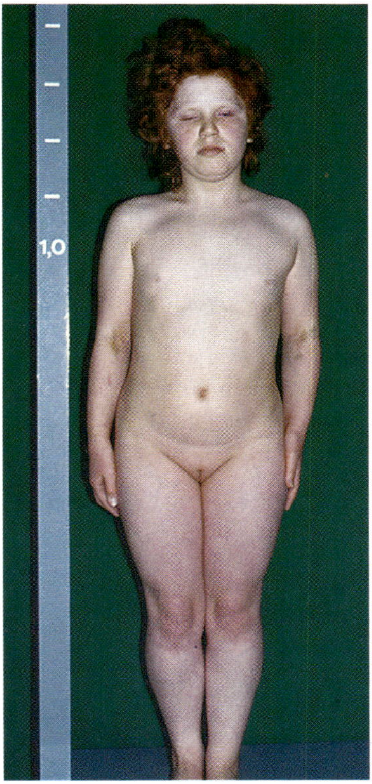

263

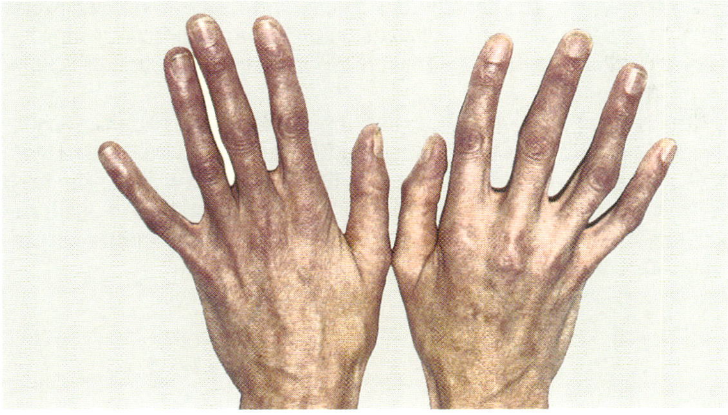

262

Primärer Hypogonadismus: kongenitale Anorchie; sekundärer Hypogonadismus: Kraniopharyngeom, Panhypopituitarismus

Der auf **Abb. 264** abgebildete 65jährige Patient mit **primärem Hypogonadismus** (kongenitale Anorchie) weist alle typischen, beim Eunuchoiden schon früh einsetzenden äußeren Zeichen auf: eine **blasse** und **unpigmentierte** sowie weiche und **dünne**, trockene und sehr **faltenreiche Haut** bei fehlender oder nur mäßiger Anämie und die charakteristische, **besonders feine** und **volle Kopfbehaarung**. Zusätzlich fallen die **halonierten Augen** und ein fast vollständiges **Verstreichen der Regio labialis mandibularis** auf, so daß die normalerweise hier zu erwartende Kinn-Lippenfurche als Zeichen des Libidomangels (F. W. Tischendorf), besonders bei seitlicher Betrachtung, aufgehoben ist. Die Kastration führt zu ähnlichen Veränderungen. Die angeborene beidseitige Anorchie ist im Kindesalter immer von einem Maldescensus testis abzugrenzen.

Die Patienten auf den **Abb. 265** und **266** sind Beispiele von **sekundärem Hypogonadismus**. Dabei handelt es sich um einen partiellen oder kompletten Ausfall der gonadotropen Funktion des Hypophysenvorderlappens (HVL). Bei Erkrankungen übergeordneter Zentren im Hypothalamus spricht man von tertiärem Hypogonadismus. Ursachen sind meist Tumoren im Hypophysen-/Hypothalamusbereich, Folgen von Operationen oder Bestrahlungen im Hypophysenbereich sowie die postpartale Nekrose, seltener die Hämochromatose und Tumoren. Bei dem Kranken der **Abb. 265** handelt es sich um ein **Kraniopharyngeom**; der Patient wurde im Alter von 24 Jahren operiert. Der Tumor hatte den HVL partiell zerstört. Die thyreotrope, kortikotrope und somatotrope Funktion waren intakt.

Bei dem Patienten auf **Abb. 266** mit **Panhypopituitarismus** unbekannter Ätiologie mit sekundärem Hypogonadismus, sekundärer Hypothyreose und sich später einstellender progredienter sekundärer Adrenalatrophie fallen die (sich kühl anfühlende) **zarte**, **dünne** und **blasse Haut** (sog. **alabasterartiges Aussehen**) und die **Reduktion der lateralen Augenbrauen** auf.

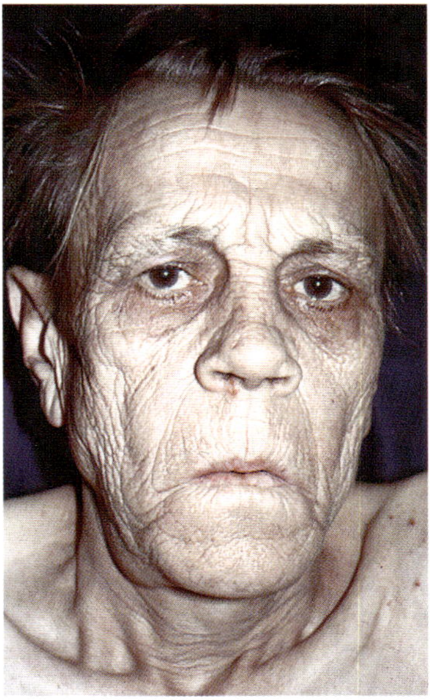

264

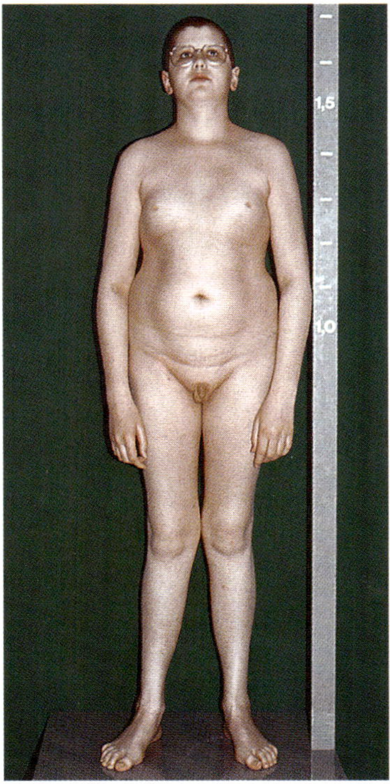

265

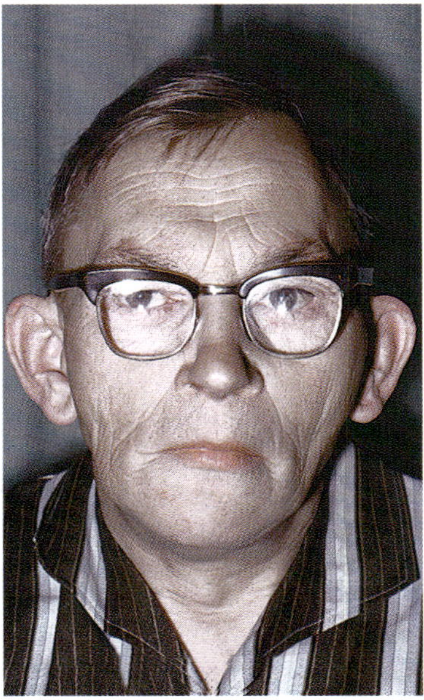

266

Minderwuchs

Zwergwuchs bei angeborener primärer Hypothyreose (Kretinismus), adrenogenitales Syndrom

Die folgenden Seiten geben wichtige Formen des **Kleinwuchses** (Endlänge unter 150 cm) bzw. **Zwergwuches** (Endlänge unter 140 cm) wieder. Bei **Abb. 267** und **268** sowie **Abb. 269**, S. 149, handelt es sich um Patienten mit **endokrinem Klein- bzw. Zwergwuchs**. Als Beispiel für die Kombination von sexuellem Infantilismus mit Kleinwuchs und primärer Amenorrhoe (ohne wesentliche Retardierung der Skelettreifung) haben wir auf S. 142 die Gonadendysgenesie (Turner-Syndrom) abgehandelt.

Bei dem auf **Abb. 267** abgebildeten 66jährigen Patienten liegt ein **primär hypothyreoter Zwergwuchs** oder Kretinismus vor (vgl. auch S. 138). Der (endemische) **Kretinismus** beeinträchtigt insbesondere Wachstum und Zentralnervensystem. Was Intellekt und psychisches Verhalten anbetrifft, kommen dabei alle Stufen zwischen geistiger Beschränktheit und Vollidiotie vor. Das hervorstechende Symptom ist allerdings der Minderwuchs. Der auf **Abb. 267** abgebildete Patient bietet einen **dysproportionierten Zwergwuchs**; röntgenologisch fanden sich eine ballonartig vergrößerte Sella turcica (infolge der erhöhten TSH-Sekretion) und Skelettreifungsstörungen, klinisch eine Zungengrundstruma und ein Myxödem der Haut. Der Ansatz der struppigen Haare ist tief in die Stirn gelagert, die Sprache unartikuliert und unverständlich.

Weitere Formen des Minderwuchses sind der hypophysäre Kleinwuchs mit und ohne sekundären Hypogonadismus, das adrenogenitale Syndrom (AGS), Minderwuchs infolge eines Kortikoidexzesses im Kindesalter (Cushing-Syndrom, langjährige hochdosierte Medikation von Kortikoiden), schwerer Anoxämie (Eisenmangelanämie; angeborene Herzfehler), Skeletterkrankungen (Ostitis deformans Paget, Chondrodystrophie) und Chromosomopathien (Down-Syndrom, Turner-Syndrom etc.) sowie Minderwuchs bei Stoffwechselstörungen (rachitischer Minderwuchs, Mukopolysaccharidosen etc.) und der primordiale (intrauterine) Kleinwuchs.

Abbildung 268 zeigt eine 42jährige minderwüchsige (146 cm große) Patientin bei **AGS** mit **männlichem Habitus**, tiefer Stimme, ausgeprägter Muskulatur, breitem Thorax, **Halbglatze** und **männlichem Behaa-**

rungstyp (Grad des Hirsutismus). Bei ihr traten im Alter von 6 Jahren Zeichen der Pubertas praecox auf; mit 8 Jahren kam es zum Wachstumsstillstand (verfrühter Epiphysenschluß). Ursache des AGS ist hier ein 21-Hydroxylasemangel. Das **AGS** ist **Oberbegriff für** verschiedene, **meist erbliche Enzymopathien**, die zur verminderten Cortisolproduktion (Störung der adrenalen Steroidhormonsynthese) und konsekutiv über den ACTH-Regelkreis zu einer erhöhten Produktion von Cortisolvorläufern und Testosteron in der hyperplastischen Nebennierenrinde (NNR) führen. Der hohe Androgenspiegel hemmt durch verminderte Gonadotropinbildung die Keimdrüsenentwicklung und führt bei Mädchen zu primärer Amenorrhoe und Pseudohermaphroditismus femininus. Dem **erworbenen AGS** liegt fast immer ein androgenbildender NNR- oder Gonadentumor zugrunde.

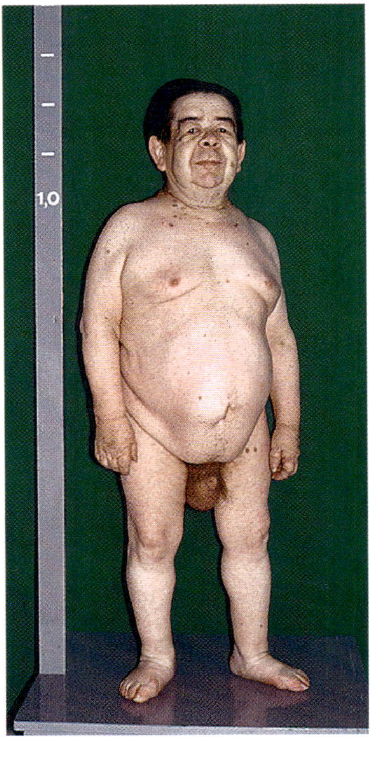

267

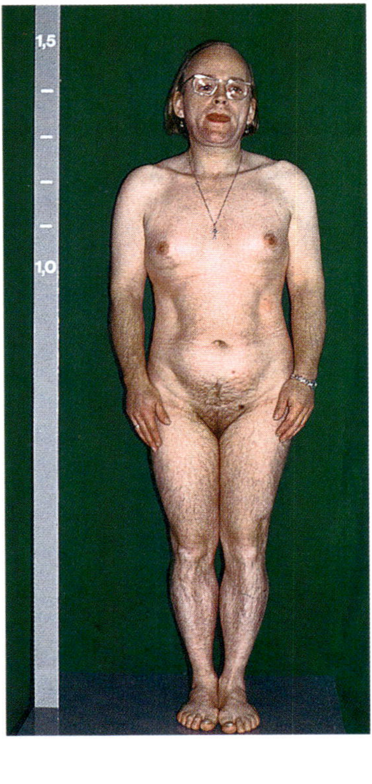

268

Minderwuchs

Dystrophia adiposogenitalis, Achondroplasie

Hypothalamische endokrine Erkrankungen gehen mit einem **Minderwuchs** einher und können das Entstehen einer Adipositas begünstigen. Zu nennen sind hier die hypothalamische Pubertas praecox und der hypothalamische Hypogonadismus, wie er als **Dystrophia adiposogenitalis** (Fröhlich-Syndrom, **Abb. 269**, Patient mit **proportioniertem Minderwuchs**) beobachtet wird. Die Symptomatik kann dabei durch ein Hypophysenadenom und – bei intakter Hypophyse – durch einen Tumor der Hirnbasis, meist ein **Kraniopharyngeom**, hervorgerufen werden. Neben der **Adipositas** besteht ein extremer **Hypogenitalismus** mit infantilem Penis, Kryptorchismus und labienartig gestaltetem hypoplastischen Skrotum. Hinzu kommen **Sehstörungen** (heteronyme Hemianopsie), Kopfschmerzen, epileptiforme Anfälle, Neigung zu Untertemperatur, gelegentlich ein Diabetes insipidus und Schlafsucht.

Der **Fettverteilungstyp** ist **weiblich** (Fettpolster an Hüften, Bauch, Mons veneris, Gesäß, Oberschenkeln und Mammagegend). Differentialdiagnostisch muß die einfache Pubertätsfettsucht abgegrenzt werden.

Anlagebedingte **Skelettkrankheiten**, wie die Osteogenesis imperfecta (vgl. auch S. 132) und die Chondrodysplasien, gehen ebenfalls mit einem **Minderwuchs** einher. Bei der **Achondroplasie** oder Chondrodystrophie, bei der die Störung der Knorpelbildung autosomal dominant vererbt wird, besteht ein **dysproportionierter Minderwuchs** mit ausgeprägter **proximaler Verkürzung der Extremitäten (Abb. 270)**. Die mittlere Erwachsenengröße der männlichen Patienten ist 131 cm, die der weiblichen 125 cm. Die 14jährige Patientin von **Abb. 270** ist mit 118 cm zwergwüchsig (chondrodystrophischer Zwerg). Der Kopf, besonders der Hinterschädel, ist im Verhältnis zur Körpergröße zu groß. Auffällig sind ferner relativ grobe Gesichtszüge, eine eingesunkene Nasenwurzel (Sattelnase), eine lumbosakrale Lordose (bei seitlicher Betrachtung) und eine Spreizung zwischen 3. und 4. Finger (sog. Dreizackhand). Die geistige Entwicklung ist normal. Das Krankheitsbild ist bei der Geburt bereits voll ausgeprägt.

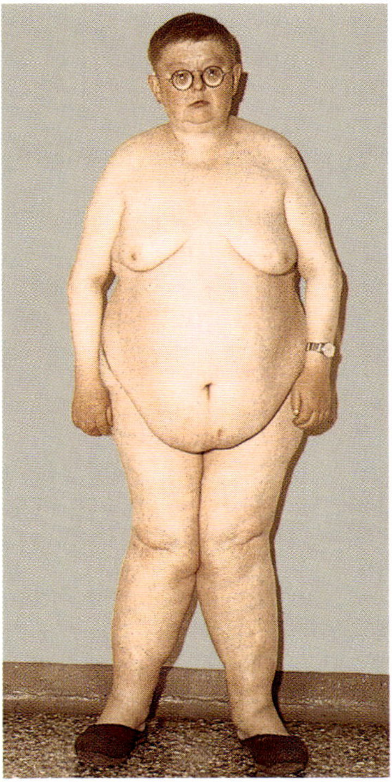

269

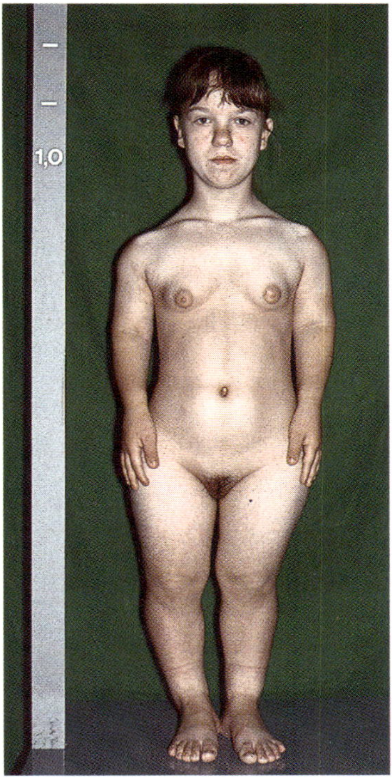

270

Down-Syndrom

Eine mangelhafte Wachstumspotenz des Skeletts mit **Minderwuchs** gehört auch zu dem auf einer chromosomalen Aberration beruhenden **Mongolismus** (mongoloide Idiotie oder **Down-Syndrom**, **Abb. 271–273**). Bei der klassischen Form des Down-Syndroms ist das Chromosom 21 in Dreizahl vorhanden, mit einer resultierenden erhöhten Gesamtchromosomenzahl von 47. Die Inzidenz ist mit dem Alter der Mutter korreliert, wobei die Mutter und deren Sippe äußerlich und chromosomal normale Befunde zeigen. Das Risiko einer 40jährigen, ein Kind mit Down-Syndrom zu bekommen, beträgt etwa 1:109.

Eine **autosomale Trisomie** wirkt in der Regel als Letalfaktor (z. B. die Trisomie 13 oder Pätau-Syndrom und die Trisomie 18 oder Edwards-Syndrom). 80% der Individuen mit Down-Syndrom erreichen jedoch heute das 30. Lebensjahr. Gut ist die Prognose der **gonosomalen Trisomien**, wie z. B. des Klinefelter-Syndroms.

Das **Down-Syndrom** ist blickdiagnostisch durch **Brachy- und Mikrozephalie**, schräge Augenstellung (**mongoloide Lidachse** mit schlitzförmigen, nasal geneigten, schräg nach außen oben verlaufenden Lidspalten), medialen **Epikanthus** (Mongolenfalte), **Hypertelorismus**, **eingesunkene** und **breite Nasenwurzel** und einen meist etwas **geöffnet stehenden Mund** (mit vermehrter Speichelsekretion und **grober** gefurchter **Zunge**) gekennzeichnet. Die Patienten sind **kleinwüchsig gedrungen** mit **kurzem** und **breitem Hals**, plumpen Füßen und Händen mit Brachydaktylie. Bei dem abgebildeten, bereits 13jährigen Jungen fehlt allerdings die häufiger zu beobachtende Klinodaktylie des 5. Fingers (vgl. auch S. 122), außerdem die als Vierfingerfurche (Affenhand) bezeichnete querverlaufende Hohlhandfalte (in 60% der Fälle). Allerdings ist der charakteristische Winkel, den die drei Hohlhandfalten bilden, verändert. **Haut** und Zunge sind **trocken** und **zyanotisch-marmoriert**. Die **Ohrmuschel** sitzt oft tief und ist **mangelhaft modelliert** (**Abb. 273**; akzessorisches Ohr auf **Abb. 272**); eine Ohrmuscheldysplasie wird in ca. 50% der Fälle beobachtet. Es besteht eine erhöhte Krankheitsanfälligkeit (Herzfehler in 40%–60% der Fälle, überdurchschnittliches Auftreten von Leukosen).

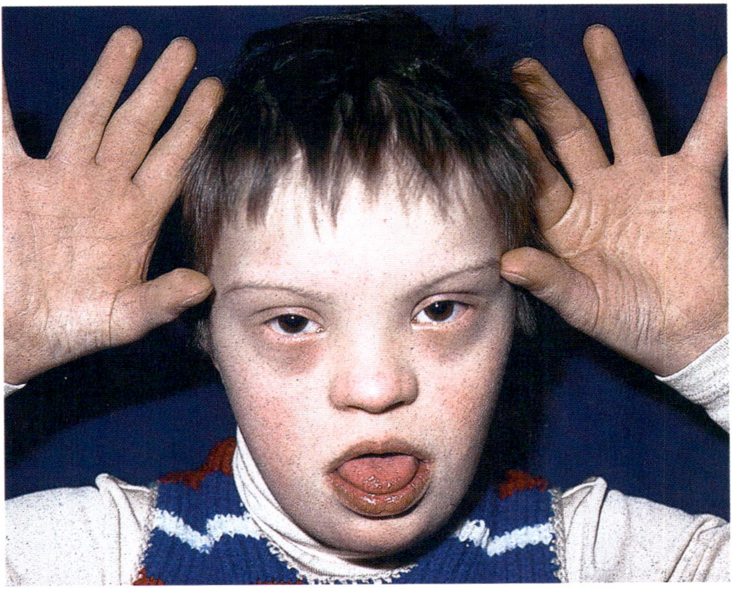

271

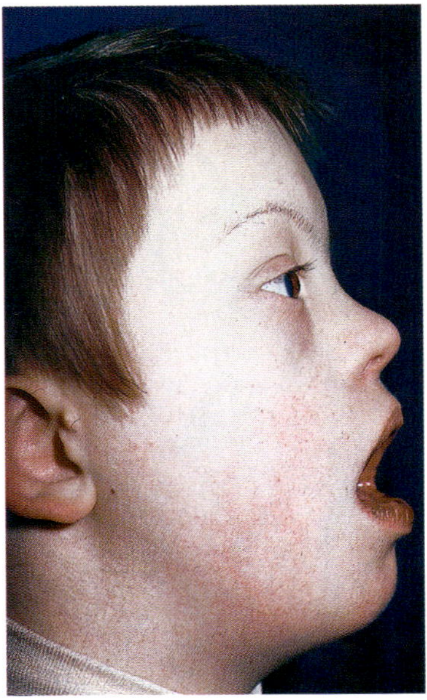

272

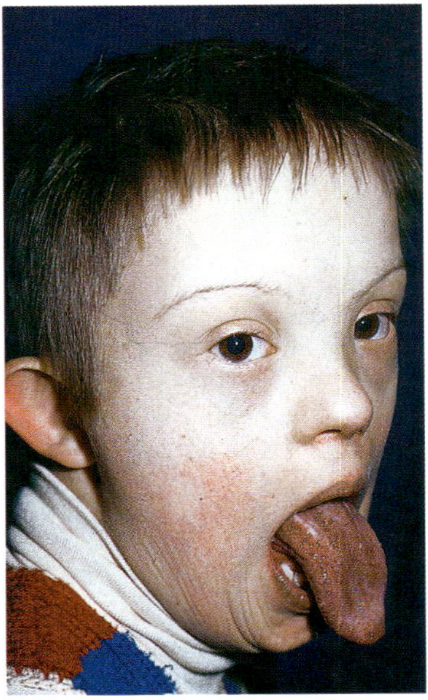

273

Stoffwechselerkrankungen

Diabetes mellitus

Die nachfolgenden Symptome sind für den **Diabetes mellitus** zwar nicht streng spezifisch, weisen jedoch bereits prima vista auf diese Stoffwechselkrankheit hin. Als Oberbegriff verschiedener Formen der Glukosestoffwechselstörung unterschiedlicher Ätiologie umfaßt der Diabetes mellitus metabolische Frühzeichen und zeigt charakteristische Spätkomplikationen sowie Hautveränderungen. Der diabetische Fuß und seine Einordnung in die peripheren Durchblutungsstörungen wurde auf S. 64 abgehandelt.

Viele Diabetiker bieten – wie die auf **Abb. 274** und **275** abgebildeten Patienten – eine das ganze Gesicht betreffende zartrosige Hautfarbe **(Rubeosis diabetica)**. Ein häufiges **Zusammentreffen mit einer Adipositas** wird im Falle des Typ II, des insulinunabhängigen Diabetes mellitus, beobachtet. Die **Abb. 274** und **275** zeigen beide sehr **adipöse Diabetiker**. Bei dem Patienten von **Abb. 275** imponieren ausgeprägte **Fettpolster im Mammabereich**. Der Befund darf nicht mit einer Gynäkomastie (Palpation!) verwechselt werden. Die Patientin von **Abb. 274** leidet darüber hinaus an **Hirsutismus** (vgl. auch S. 124). Der Gesichtsaspekt muß auch an ein Cushing-Syndrom denken lassen.

Abbildung 276 zeigt die **Xanthosis** (Xanthodermia) **diabetica** an der Handinnenfläche (linke Bildhälfte). Die Gelbfärbung beruht auf der Ablagerung von Lipochromen aus der Gruppe der Xanthoproteine und Karotine. Sie ist unter der Bezeichnung **Aurantiasis cutis Belz** ein unspezifisches Phänomen. Eine fettimbibierte Nekrobiose des Bindegewebes mit umgebender granulierender Entzündung im Bereich zirkulationsgestörter Hautbereiche stellt die **Necrobiosis lipoidica diabeticorum** dar. **Fettatrophien** nach Insulininjektionen **(Insulinlipodystrophie)** führen zu typischen Dellenbildungen und kahnförmigen Einziehungen der Haut. Solche **Residuen auf Insulininjektionen**, die örtliche entzündliche Reaktionen der Haut darstellen und mit Verhärtungen, Nekrosen und Narbenbildungen einhergehen können, zeigt **Abb. 277**. Die Auslösung derartiger Injektionsreaktionen durch andere Medikamente ist möglich, aber selten.

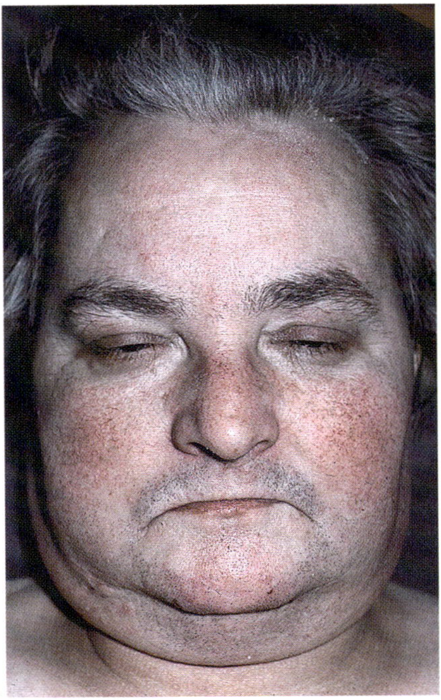

274

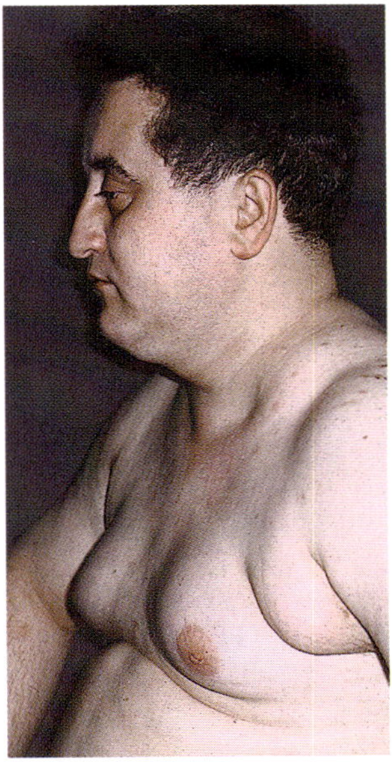

275

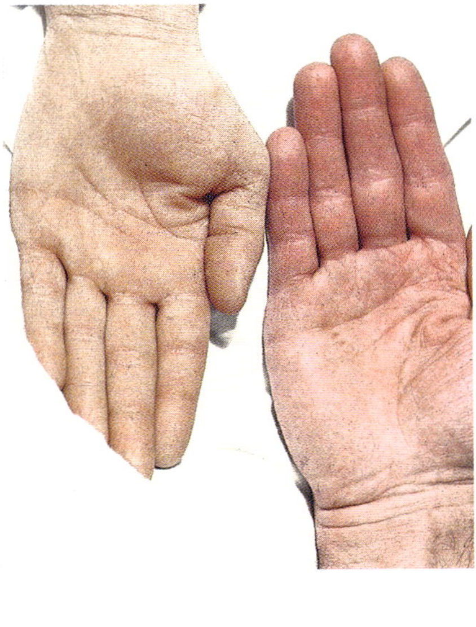

276

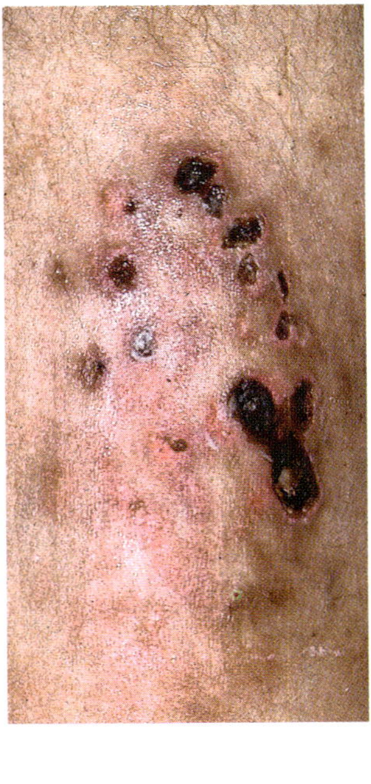

277

Hyperlipoproteinämien

Lokale Lipideinlagerungen werden bei den **Hyperlipoproteinämien** beobachtet: **Xanthome** (**Abb. 278** u. **280**) bzw. das **Xanthelasma palpebrarum (Abb. 279)**. Die Hyperliproteinämien werden in primäre, autosomal vererbte Erkrankungen (fünf Formen, z.B. die familiäre Hypercholesterinämie, die familiäre Hypertriglyceridämie etc.) und sekundäre Hyperlipoproteinämien (z. B. bei Diabetes mellitus, nephrotischem Syndrom, Plasmozytom, fehlerhafter Ernährung etc.) und nach Fredrickson nach dem Lipoproteinmuster in fünf Phänotypen unterschieden (Typ I, IIa u. b, III, IV und V). Die Lipide werden bei den mit Hypertriglyceridämie einhergehenden Erkrankungen interstitiell, bei den Hypercholesterinämien intrazellulär in speichernden Xanthom-Zellen abgelagert. **Tuberöse Xanthome (Abb. 280)** sind höckerig oder halbkugelförmig, bis haselnußgroß; **papulöse Xanthome** knötchenförmig. Daneben kommen auch **plane Xanthome**, z. B. das **Xanthelasma palpebrarum** vor.

Die Lidxanthome sind hellgelbe, plane **(Abb. 279)** oder mit violetten Beitönen durchsetzte orangefarbene, in der Regel nicht vor dem 4. Lebensjahrzehnt auftretende tuberöse Platten mit meist symmetrischer Lokalisation im inneren Augenwinkelbereich und an den Oberlidern, seltener an den Unterlidern. Im Bereich des Auges kann auch ein Arcus lipoides auftreten (vgl. S. 130). Selbst die **Schleimhäute** können befallen sein **(Abb. 278)**. **Xanthelasmen** treten beim Typ IIa und b der Hypercholesterinämie bzw. gemischten Hypercholesterinämie/Hypertriglyceridämie auf, sind allerdings in höherem Alter häufig unabhängig von einer Fettstoffwechselstörung.

Xanthome wurden bei allen phänotypischen Gruppen, außer bei Typ V, beobachtet und befallen bevorzugt die **Streckseiten der Extremitäten** (**periartikulärer Sitz**, z. B. in der **Ellenbogenregion** beim Typ III, **Abb. 280**), die Knieregion, die Hand- und Fußflächen, am Stamm die Gesäß- und Rückenpartien, gelegentlich das Gesicht, die Strecksehnen der Hände (vgl. **Abb. 219**, S. 119) sowie Narbengewebe.

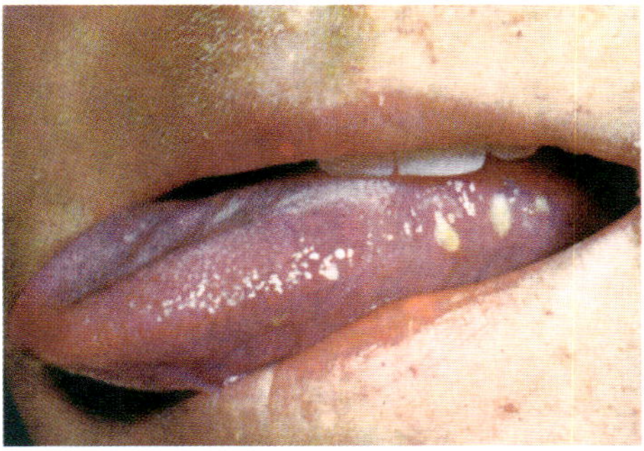
278

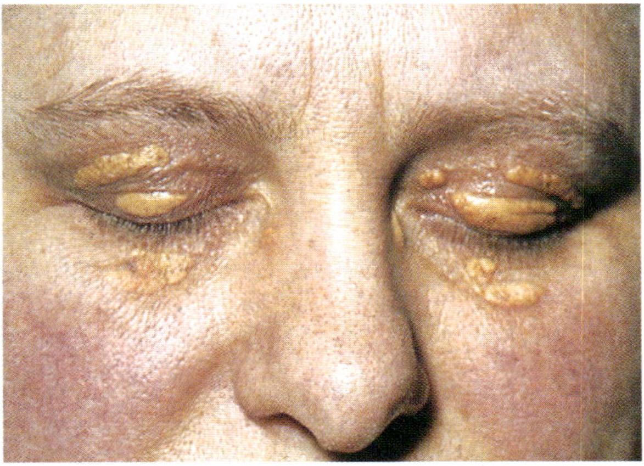
279

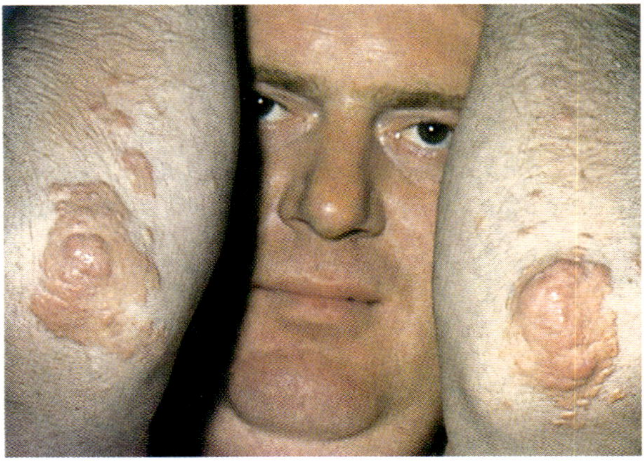
280

Porphyrie, Pellagra

Die **Abbildungen 281** und **282** zeigen Hautveränderungen bei der **chronischen hepatischen Porphyrie** (Porphyria cutanea tarda). Die **Porphyrien** umfassen angeborene oder erworbene, sekundär z. B. bei Bleiintoxikation vorkommende Störungen der Häm-Biosynthese mit vermehrter Produktion, Akkumulation oder vermehrter Exkretion von Porphyrinen und ihren Vorstufen. Von den verschiedenen Formen werden die erythropoetische und erythrohepatische Porphyrie allein im Kindesalter, die hepatischen Porphyrien (akute intermittierende Porphyrie, hereditäre Koproporphyrie, Porphyria variegata und Porphyria cutanea tarda) im Kindes- und Erwachsenenalter beobachtet. Es handelt sich überwiegend um **Lichtdermatosen**.

Die **Porphyria cutanea tarda** tritt häufig im Zusammenhang mit einer Lebererkrankung (bei meist chronischem Alkoholabusus) oder bei der Hämochromatose auf. Die Haut ist erhöht vulnerabel. Nach Sonnenbestrahlung entstehen z. B. am Handrücken bullös-erosive **(Abb. 282)** oder sklerodermiforme Hautveränderungen. Es besteht eine Neigung zu **Dunkelfärbung** der **Haare** und zu **Hypertrichose**. Im Frühjahr und Sommer fällt besonders die **diffuse melanodermische Dunkelung** an den besonnten, unbedeckten Hautanteilen auf. Eine Sonderform dieser häufigsten, chronisch und schubweise verlaufenden Porphyrie-Dermatose ist die ohne die charakteristischen Blasenbildungen einhergehende **Melanodermie-Porphyrie (Abb. 281)**. Die Diagnose der Porphyria cutanea tarda wird u.a. durch die Uro- und Koproporphyrinurie und die Rotfluoreszenz des dunklen oder roten Urins sowie der frischen Leberbiopsiestanze gestellt.

Die Hautsymptome der **Pellagra** (»rauhe Haut«) sind ebenfalls durch weitgehende **Lichtabhängigkeit** charakterisiert **(Abb. 283)**. Diagnostisch sind die »3D«-**Dermatitis** (Pellagroderm) mit hochrotem Erythem und **Hyperpigmentierung** sowie **Hyperkeratose** sonnenexponierter Hautanteile; **Diarrhoe**; **Dementia** – für diese Vitaminmangelkrankheit (Nikotinsäure, Nikotinamid nebst Mangel an Vitaminen der B-Gruppe) hinweisend.

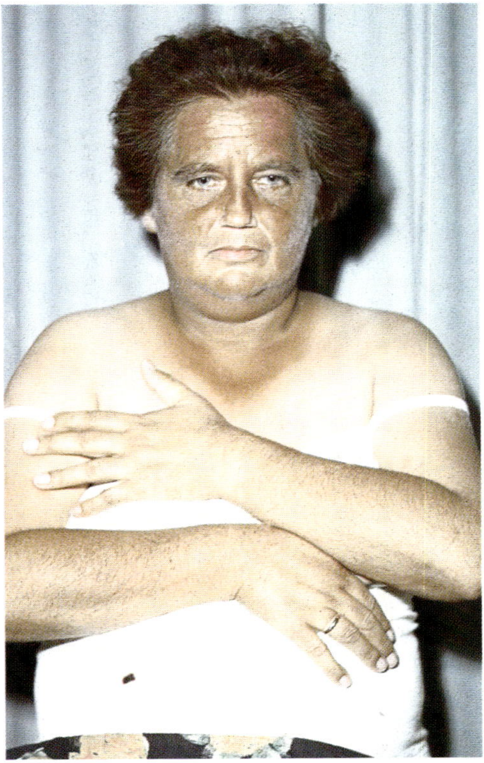

281

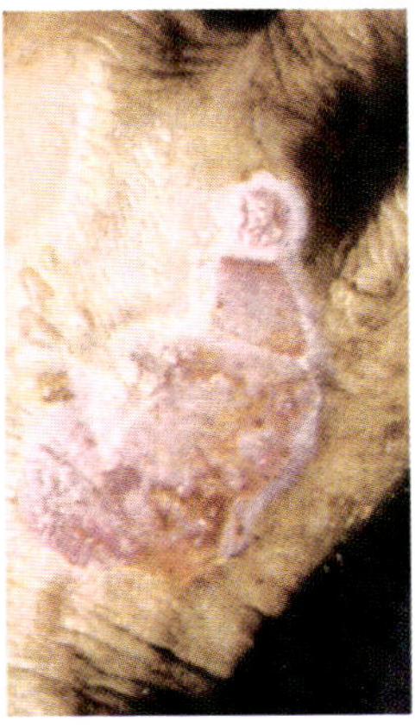

282

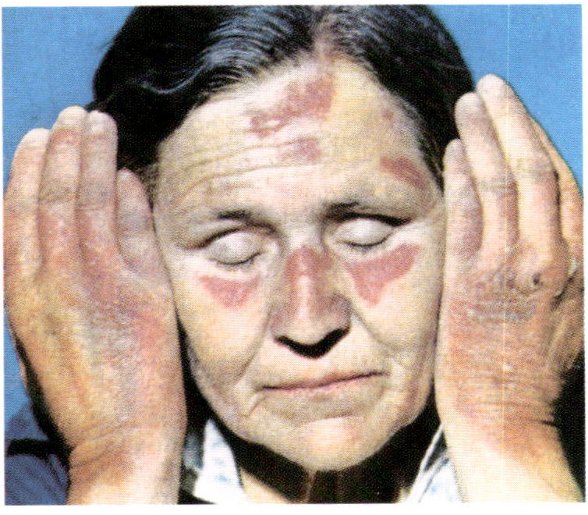

283

Gicht

Die Bilder dieser Seite dokumentieren sichtbare Veränderungen bei der **Gicht** (Arthritis urica). Wir unterscheiden die **primäre** Gicht mit unregelmäßig dominantem Erbgang von der **sekundären** Form bei Patienten mit z.B. Polycythaemia vera, Leukosen, chronischer Niereninsuffizienz etc. Was die **primäre Gicht** anbetrifft, so erkranken Männer etwa 20mal häufiger an Gicht als Frauen. Für einen **akuten Gichtanfall** in typischer Lokalisation (meist untere Extremität, in 50% Großzehengrundgelenk) ist der akute, schlagartige Beginn der höchst schmerzhaften, mit **Rötung** und **Schwellung** (auf **Abb. 284** im Fingerbereich) sowie Überwärmung einhergehenden Gelenkaffektion durch Ablagerung von Mononatriumbiurat-Kristallen charakteristisch. Im Frühstadium klingen diese Erscheinungen auch ohne Behandlung innerhalb von 4–8 Tagen wieder ab. In der Mehrzahl liegt das Manifestationsalter der Gicht bei über 50 Jahren.

Die Hände sind häufig mitbetroffen **(Abb. 284)**. Durch den chronischen Reiz infolge der im Gelenkbereich abgelagerten Harnsäurekristalle entwickeln sich aufgrund des Gelenkergusses und des periartikulären Ödems die am 2. und 5. Finger sichtbaren **geschwulstartigen Verdickungen**. Das schlagartige Einsetzen der Symptome unterscheidet das Krankheitsbild eindeutig von dem der chronischen Polyarthritis. Fehldiagnosen sind insbesondere das Panaritium und das Hand-Syndrom bei Sichelzellanämie. Wenn allerdings die grauweißliche harnsäurehaltige Masse als **Tophi** (Zeigefinger auf **Abb. 284**, Ohrmuscheln auf **Abb. 285** u. **286**) durchschimmert, sollte die korrekte Diagnose prima vista gestellt werden. Diese Veränderungen werden insbesondere bei jahrelangem Bestehen des Leidens beobachtet. Die chronische Gelenkentzündung mit Bewegungseinschränkungen im Bereich der befallenen Gelenke tritt in diesem Stadium in den Vordergrund und führt zu Handveränderungen, die denen der chronischen Polyarthritis dann allerdings gleichen können. Zur Frage der klinischen Abgrenzung der Gichttophi im Bereich der Finger von Heberdenschen bzw. Bouchard-Knoten und anderen Knötchenbildungen s. S. 118–120.

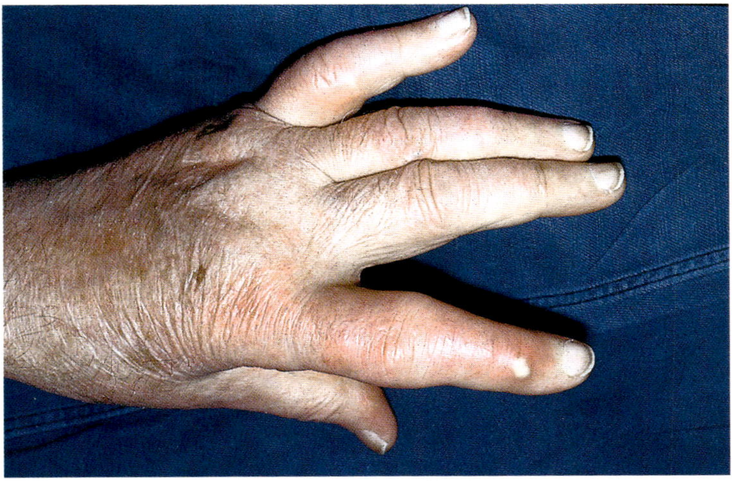
284

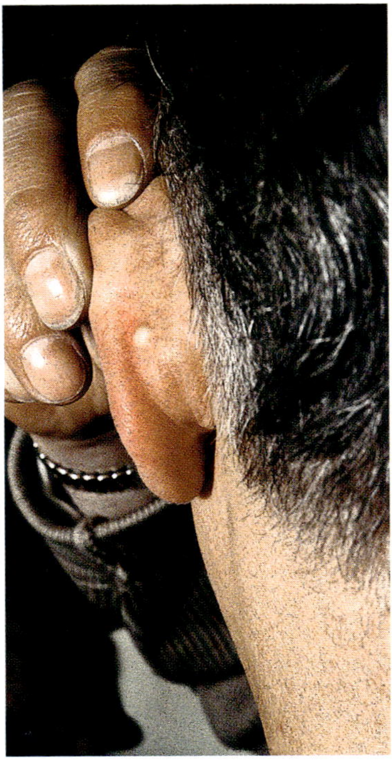
285

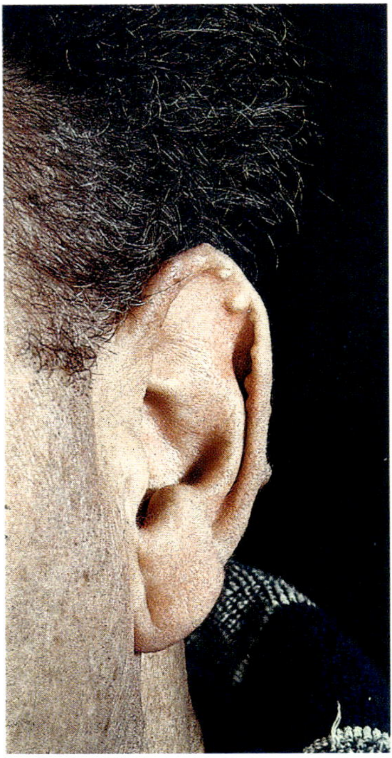
286

Fettsucht, Magersucht

Androide, gynoide Fettsucht; Lipödem

Bei der Fettsucht unterscheiden wir zwischen einer **exogenen Form** infolge übermäßiger Nahrungszufuhr (Adipositas simplex) und **endogen-hormonalen** bzw. **konstitutionellen Formen**, zum anderen zwischen Syndromen, die mit **lokalisiertem** Fettansatz einhergehen, und der mehr oder weniger **generalisierten Adipositas**.

Auf die (hormonale) Stammfettsucht beim M. Cushing bzw. dem Cushing-Syndrom haben wir auf Seite 140 hingewiesen. Dabei fällt ein »androides« Fettverteilungsmuster auf, das auch bei Männern sowie manchen Frauen postklimakterisch beobachtet wird (**Abb. 287**, **Mastfettsucht** – dienzephale Störung des Hungergefühls – mit »**androider**«, Gesäß und Hüften sowie Extremitäten kaum involvierender **Fettverteilungsstörung**). Die **»gynoide« Fettsucht** ist die eigentlich weibliche, wohl oft mit Mastfettsucht gekoppelte klimakterische generalisierte Gewichtszunahme (**Abb. 288**, Patientin mit Diabetes mellitus). Zur gynoiden Adipositas bei Hypogonadismus vgl. S. 140–148.

Ein **lokalisierter Fettansatz** findet sich beim Madelungschen Fetthals, der sog. Steatopygie (Gesäßfettsucht bei Negern) und beim Lipom. Lipome können bei Lokalisation im Halsbereich sehr schmerzen (Lipomatosis dolorosa oder Dercum-Syndrom). Bei der Lipomatose finden sich multiple Lipome in der Regel auch am Gesäß, an den Oberschenkeln etc. Bei der Lipodystrophia progressiva (Simons-Syndrom) besteht eine Dissoziation der Fettverteilung zwischen Ober- und Unterkörper.

Die lipomatösen, schmerzhaften und nicht eindrückbaren Anschwellungen der Beine beim **Lipödem (Abb. 289)** zeichnen sich durch ihre Symmetrie aus; die Füße sind nicht betroffen (Differentialdiagnostikum gegenüber einem Lymphödem; vgl. S. 102). Sie treten schon früh auf und sind mit einer Hyperlipoproteinämie assoziiert.

Die Variationen zwischen bloßer **Magerkeit** und **Magersucht** bzw. Kachexie sind wesentlich eintöniger. Wir denken an Unterernährung, Resorptionsstörungen, Anorexia nervosa, M. Addison (S. 8), Hyperthyreose (S. 134), Sheehan-Syndrom (S. 138) und Tumorkachexie.

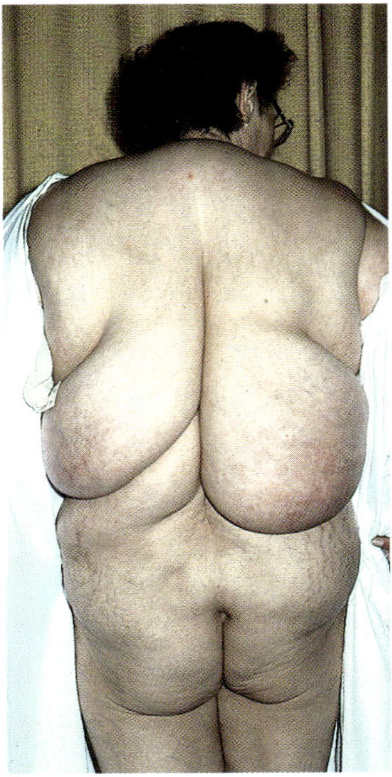

287

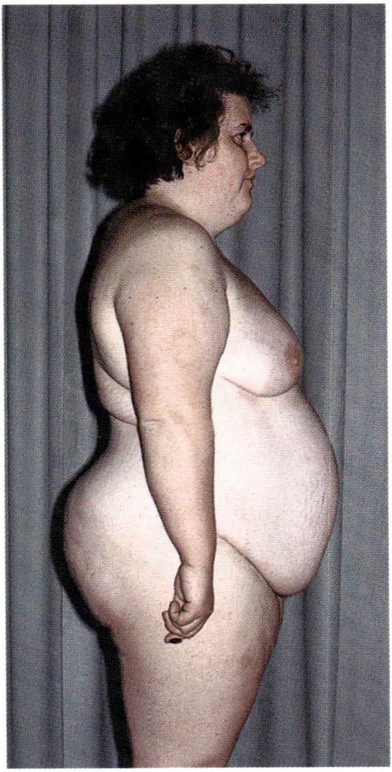

288

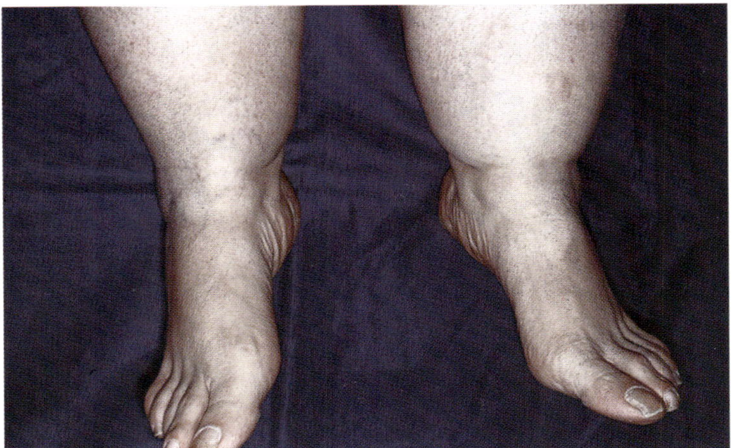

289

Sachverzeichnis

Halbfette Ziffern bezeichnen Abbildungsnummern